뇌 운동(Brain Health) 인지 학습지

인지훈련 프로그램

Level C

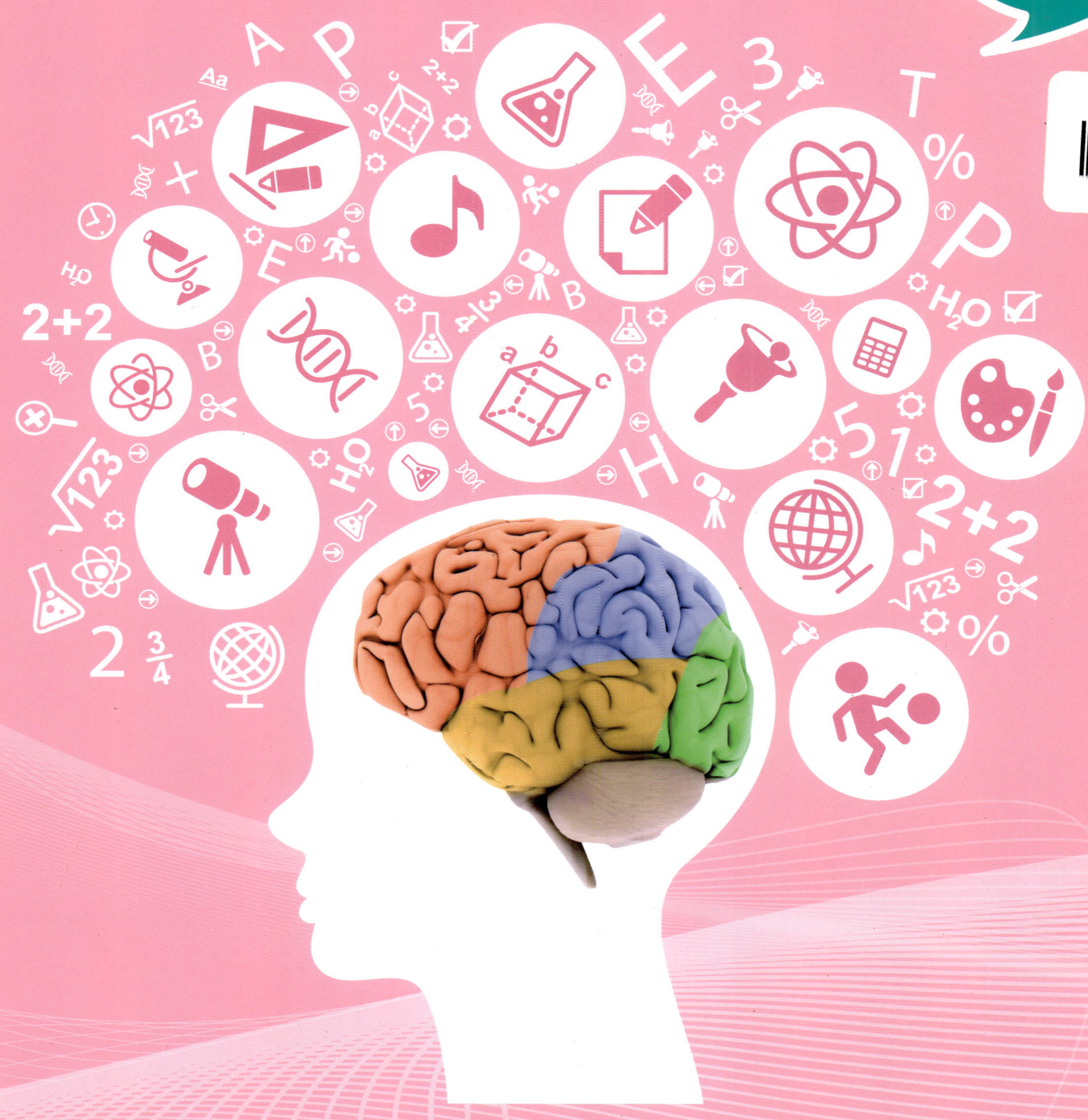

willis Brain Health
WILLIS COGNITIVE SCIENCE CENTER
윌리스 인지과학연구소

뇌 운동(Brain Health) 인지 학습지

인지학습지는 신경심리학적으로 접근을 통하여 개발하였으며 실용성을 높이기 위해 학습지 형태로 제작되었습니다. 심리검사에 사용되는 기법을 모태로 하여 과학적이고 체계적인 인지훈련 도구로 발전시켰습니다. 또한 Level A1에서 C까지 총 5계로 구성되어 인지기능 수준별 학습이 가능합니다. 인지기능별 수준을 고려하여 너무 쉽거나 어렵지 않고, 흥미를 느낄 수 있도록 제작하였습니다. 흥미를 잃지 않기 위해서 소재를 일상생활에서 중요한 것이나, 삶의 현장에서 쉽게 접할 수 있는 것으로 선택하여 실제적으로 도움이 될 수 있도록 하였습니다. 인지학습지는 노인 연령뿐 아니라 인지훈련이 필요한 전 연령층에 적용 가능한 프로그램입니다.

인지학습지 훈련프로그램은 하루 8문제로 구성되어 있으며 7가지 인지영역(지남력과 주의력, 지각력, 기억력, 개념형성과 추리력, 관리기능과 운동, 구성능력, 언어와 언어 연관기능)이 도두 포함되도록 하였습니다. 하루에 한 장씩 프로그램을 꾸준히 하고, 일주일에 5일 이상 하면 더욱 효과적입니다.

프로그램의 진행은 제시된 문제를 읽고 답을 찾는 방식입니다. 필기감을 느낄 수 있도록 연필을 사용하는 것이 좋습니다. 프로그램 바로 밑에는 작은 글씨로 답이 적혀져 있어 답을 확인할 수 있습니다. 정신이 맑고 안정된 상태에서 집중해서 하시기를 권합니다.

더 많은 프로그램을 원하시는 경우 www.brainhealth.co.kr을 이용해 주시기 바랍니다.

인지영역 분류 및 설명

지남력과 주의력은 자신과 외부와의 연관성을 파악하고 관심을 유지 및 집중하는 능력이며 **지각력**은 감각 자극을 인식하는 능력을 말합니다. 또한 감각기관을 통해 유입된 새로운 정보를 학습하고 쓸 수 있는 능력이 바로 **기억력**입니다. **개념형성과 추리력**은 외부 문제 상황을 해결 할 때 사고의 과정을 진행하고 원인을 추론 하는 능력이며 판단 및 계획을 관장하는 최고 상위의 인지기능은 **관리기능**을 말합니다. 마지막으로 방향과 공간 개념을 인식하는 **시공간 지각력 및 구성능력**이 있으며 말을 하고 적절한 문장을 구사하게 하는 **언어 기능**이 있습니다.

저 자

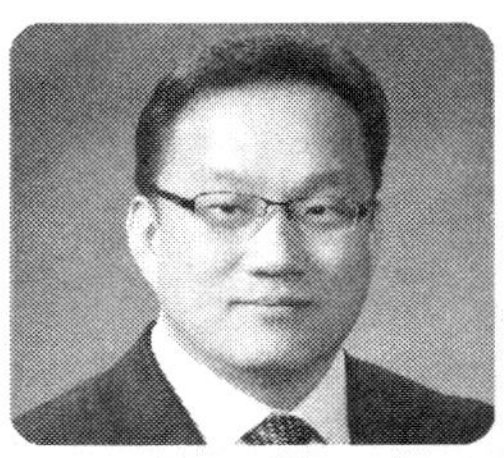

김 태 유

- 부산 윌리스 신경과(병원장)
- 대한신경과학회 정책위원회 위원
- 대한신경과개원의협의회 간행이사

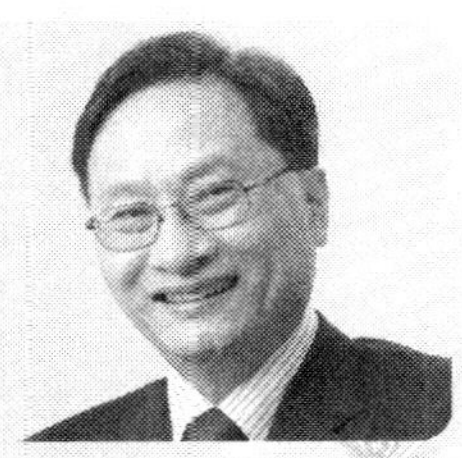

한 설 희

- 건국대학교병원 병원장
- 광진구 치매지원센터장
- 대한치매학회 명예회장

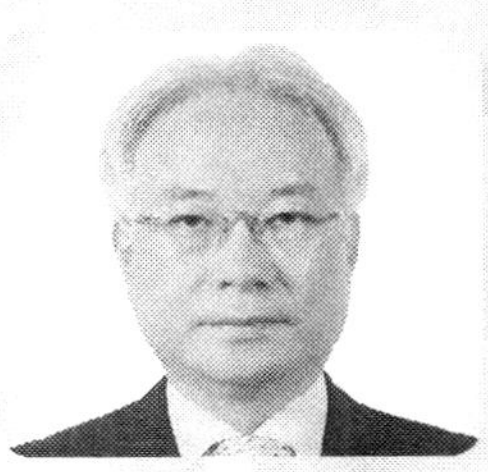

한 일 우

- 서울시 강남 구립 행복요양병원
- 대한치매학회 이사장

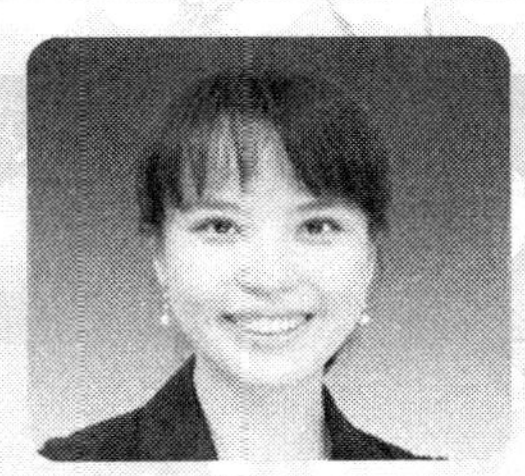

김 희 진

- 한양대학교병원 신경과학교실(조교수)
- 대한치매학회 교육간사

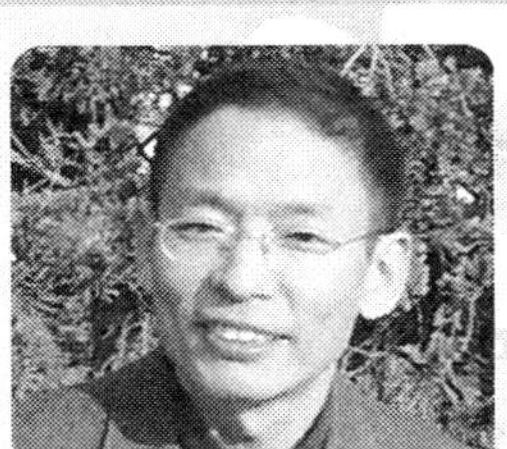

김 홍 근

- 대구대학교 재활과학대학 재활심리학과(교수)
- 한국재활심리학회 회장

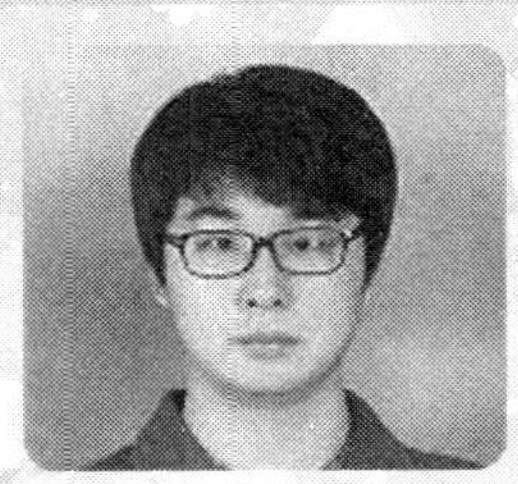

김 갑 묵

- 윌리스 인지과학연구소장
- 한국재활심리학회 사무국장

인지훈련 프로그램

_______년 _____월 _____일

왼손의 번호를 모두 말해보세요.

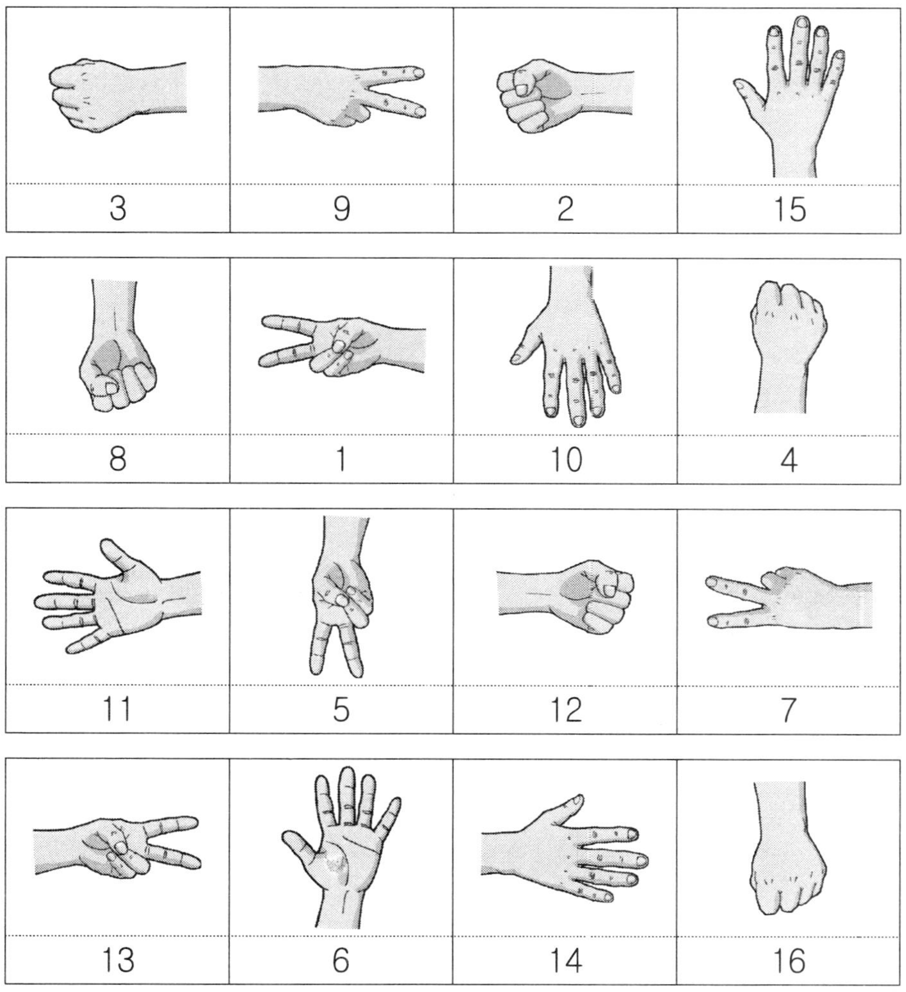

정답) 3, 5, 6, 10, 12, 13, 16

아래의 표에는, 다섯 가지 범주에 속하는 단어들이 각각 5개씩 제시가 되어 있습니다.
각 범주에 해당하는 단어들을 순서대로 외워 보세요.
다 외웠으면 아래의 빈칸에 한번 채워 보도록 합시다.
다 못 외우셨다면, 다 외울 수 있을 때까지 반복해 보세요.

채소	식기	문구	소지품	가전제품
상추	컵	가위	목걸이	세탁기
마늘	칼	잉크	시계	청소기
가지	숟가락	붓	안경	텔레비전
고추	냄비	연필	빗	냉장고
당근	접시	자	가방	전기밥솥

채소	식기	문구	소지품	가전제품

위쪽에 글자와 연결된 선을 차례대로 따라가 보면, 어떤 단어가 완성되는지 한번 맞춰 보세요.

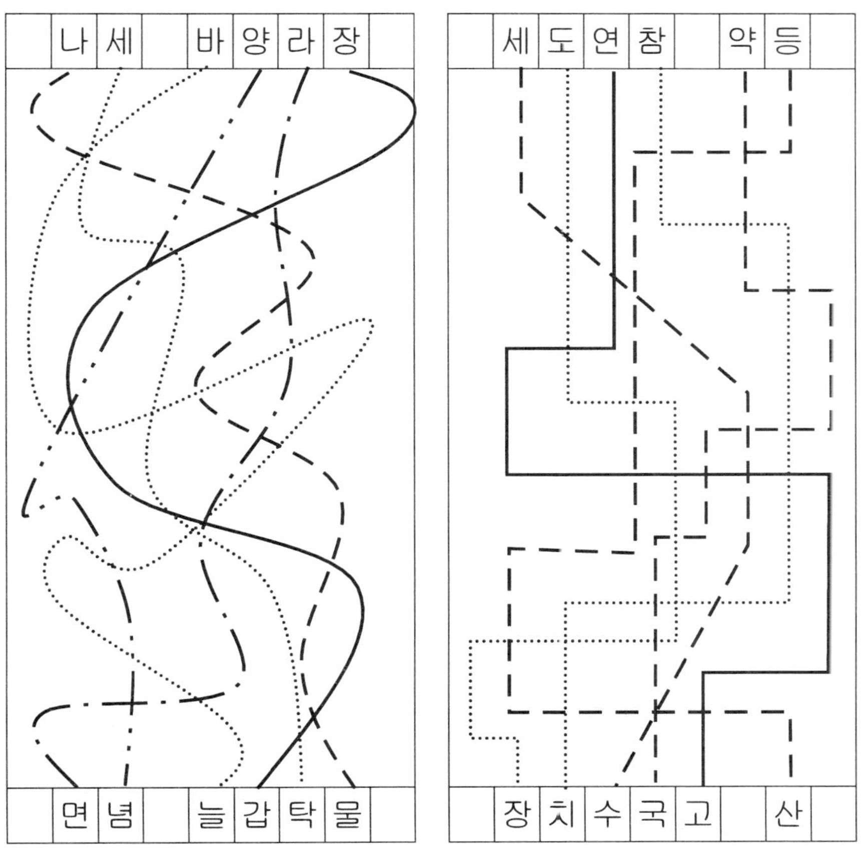

정답) 나물, 세탁, 바늘, 양념, 라면, 장갑 / 세수, 도장, 연고, 참치, 약국, 등산

아래의 그림과 같이 반복되는 모양을 빈곳에다가 펜으로 똑같이 그려보세요.

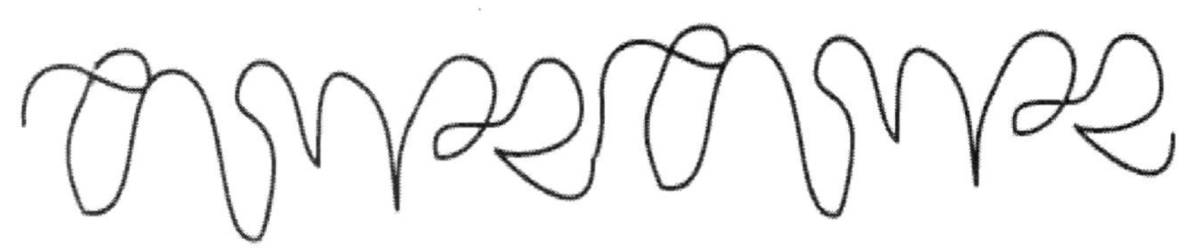

→

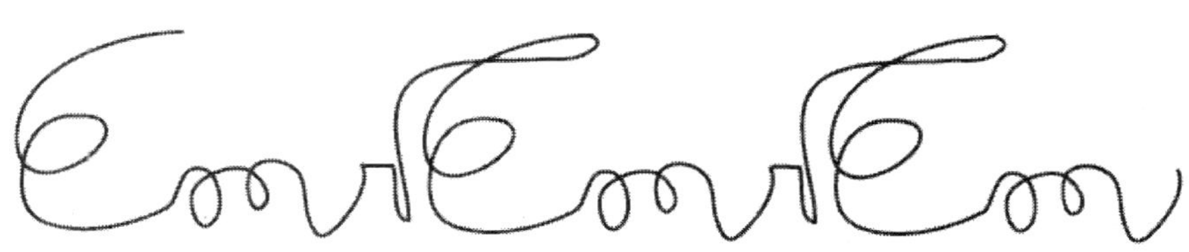

→

1. 의미가 좋아 비싸게 거래되는 전화번호입니다. 발음을 어떤 의미와 비슷한지 알아보고 아래 칸에 적어보세요. 예) 5842; 오빠사이

2. 그리고 수평방향으로 합산을 해보세요 (예; 2482+1472+2424=6378), 수직방향으로 앞쪽 두 자를 합산해보세요 (예; 24+28+52+58=162)
두 개씩 합산하여 빈칸에 적어둔 뒤 다시 계산하셔도 됩니다.

2482	1472		2424	예) 6378
2875	2479		7942	답 ⇒
5252	1004		4989	답 ⇒
5858	8282		7788	답 ⇒
예) 162	답 ⇒		답 ⇒	

정답) 1. 이사빨리, 일사천리, 이사이사, 이빨치료, 이사천국, 친구사이, 오이오이, 천사, 사구팔구, 오빠오빠, 빨리빨리, 칙칙폭폭 / 2. 가로축 ; 6378, 13296, 11245, 21928 , 세로축 ; 162, 130, 229

누가 그림위에다 낙서를 해놓았네요. 낙서를 하기 전의 그림과 글은 무엇이었을까요?

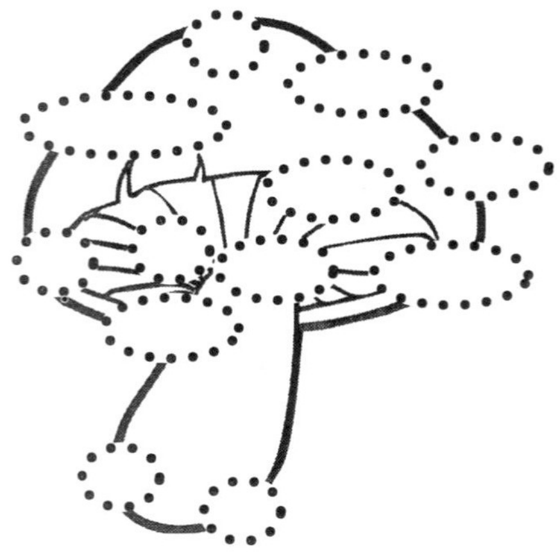

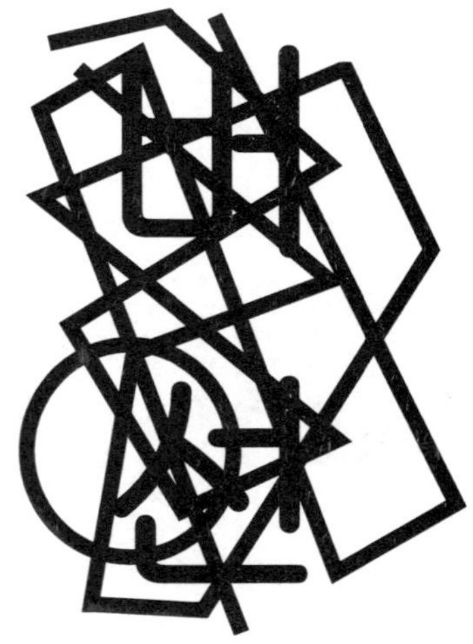

정답) 버섯, 버선

같은 모양의 무늬가 나열되어 있습니다. 지워진 부분이 옆의 무늬와 같아지도록 채워 넣으세요.

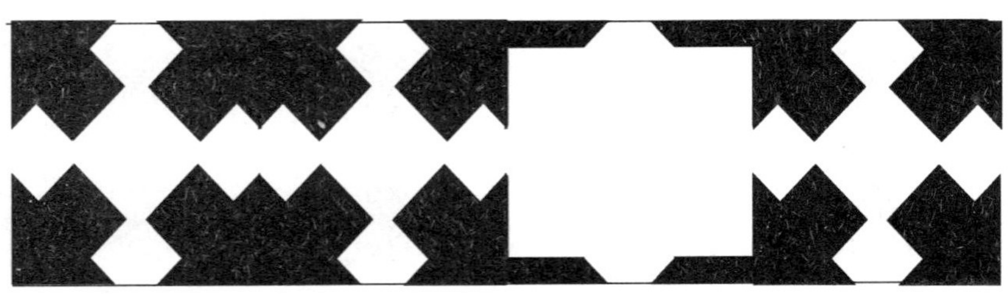

아래의 그림들 중에서 공통적인 것들을 3가지로 나누어 묶어보세요. 왜 그런지 이유도 말해보세요.

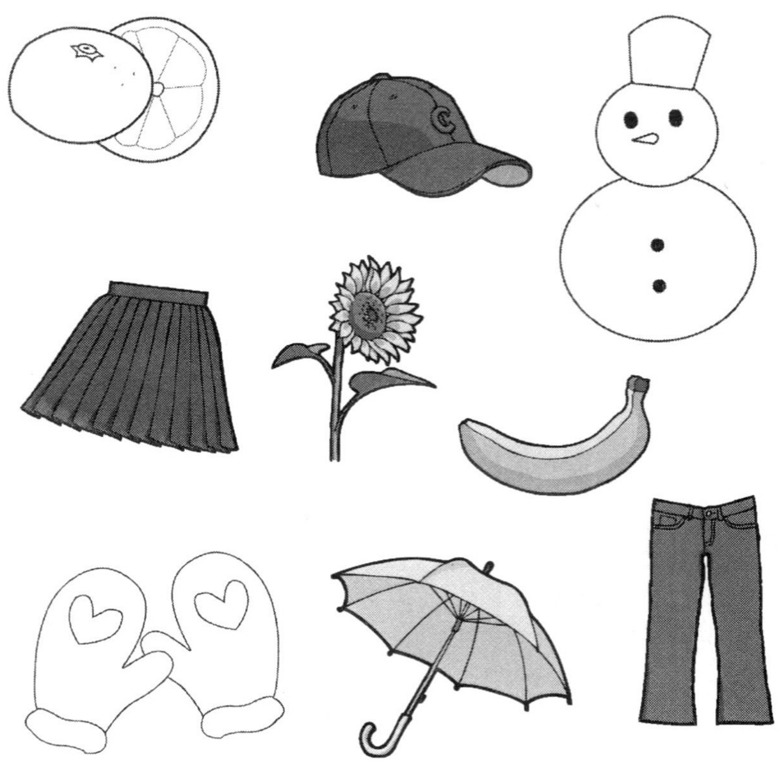

정답) 겨울 : 귤, 눈사람, 벙어리장갑 / 노란색 : 해바라기, 바나나, 우산
의복 : 모자, 치마, 바지

입체도형이 그려져 있습니다. 입체적인 느낌이 잘 표현되도록 그림과 똑같이 그려보세요.

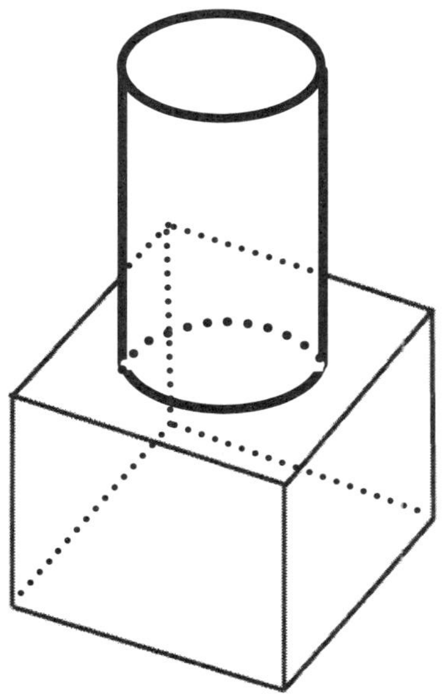

왼쪽에 있는 원주민이 어릴 적 잃어버린 쌍둥이 동생을 애타게 찾고 있네요! 오른쪽 상자 안에 있는 원주민들 중, 사각형 안에 있는 원주민과 똑같이 생긴 원주민을 찾아 동그라미 해 보세요. 옷 모양도 같아야 합니다. 뒷모습도 잘 생각하면서 골라 보세요.

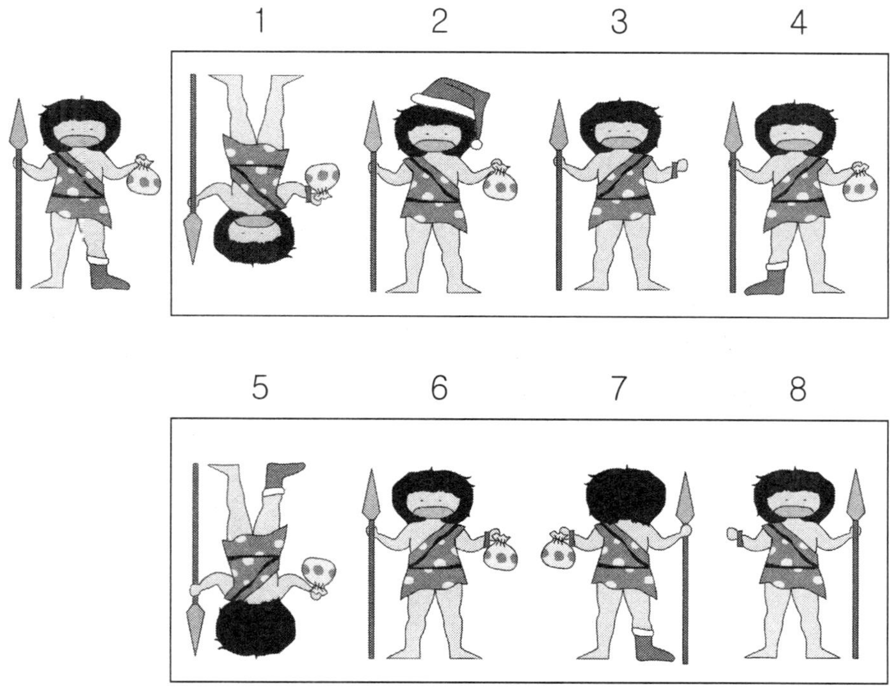

정답) 5

바둑판입니다. 흑돌 백돌에 상관없이 1번부터 번호 순서에 따라 연필로 연결해 보세요.

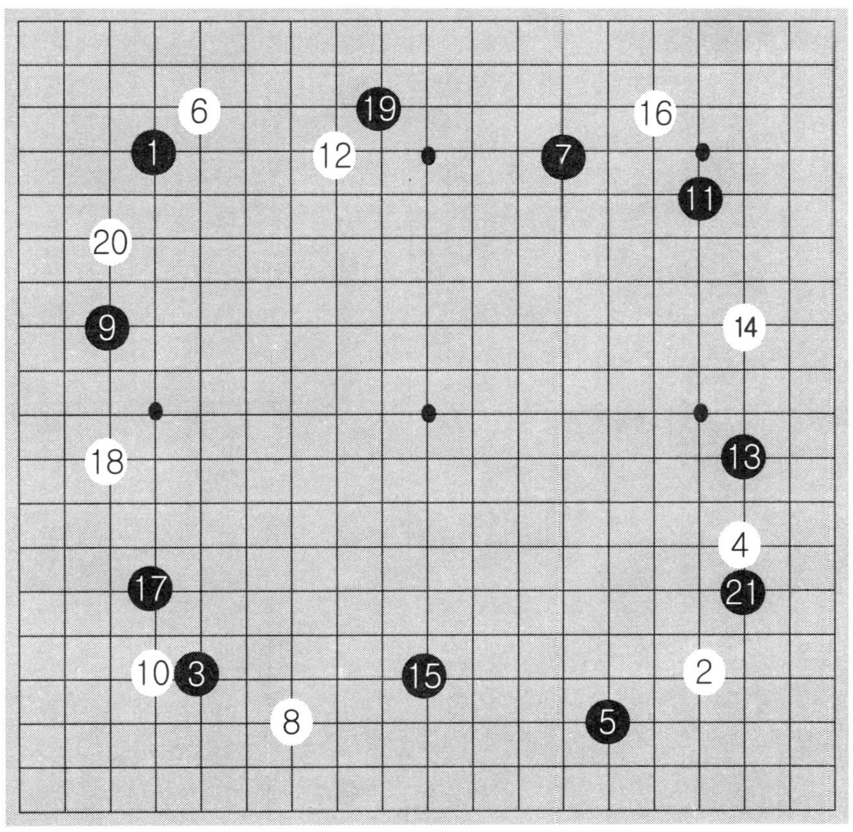

족발집 개업 초대장을 받았습니다. 두 초대장을 잘 보시고, 서로 다른 부분을 찾아 오른 쪽 초대장에 동그라미 쳐 보세요. (답, 총 11 부분이 다릅니다.)

안녕하십니까?
항상 아낌없이 성원을 보내주신
선후배님들의 뜻 깊은 후원에 힘입어
서울시 장충동 3가에서
한우왕족발을 개업하게 되었습니다.

항상 신선하고 맛있는 재료만을
엄선하여, 진심을 다해 모실 것을
약속드리며 앞으로 많은 사랑과
관심으로 지도편달해 주시기 바랍니다.
감사합니다.

2005년 10월 3일 수요일
김한우 배상

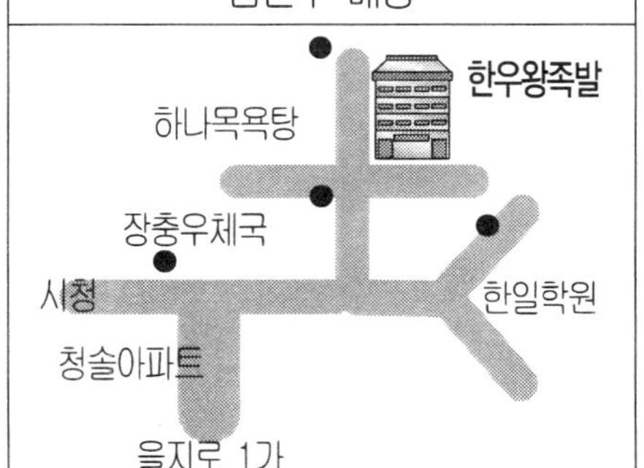

개원 장소 : 서울시 장충동 3가
12-1번지 (구, 종로빌딩 2층)

안녕하십니까?
항상 아낌없는 성원을 보내주신
선후배님들의 뜻 깊은 후원에 힘입어
서울시 장충동 8가에서
한우왕족발을 개업하게 되었습니다.

항상 싱싱하고 맛있는 재료만을
엄선하여, 진심을 다해 모실 것을
약속드립니다. 앞으로 많은 사랑과
관심으로 지도편달해 주시기 바랍니다.
감사합니다.

2005년 10월 3일 수요일
김한우 배상

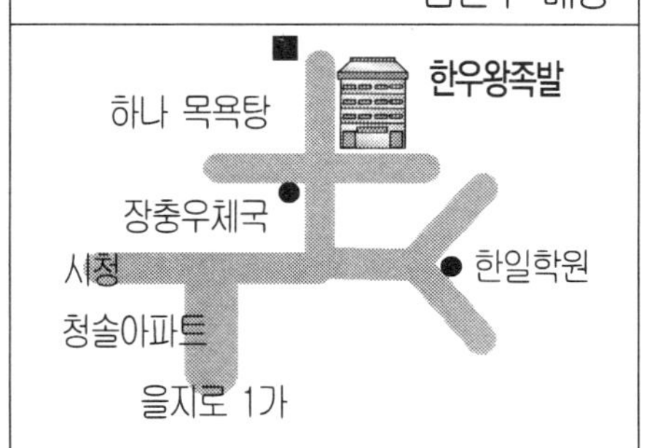

개원 장소 : 서울시 장충동 3가
12-1번지 (구; 종로빌딩 2층)

정답) 8가, 싱싱, 약속드립니다. 감사합니다. 위치, ■, ;, 장충우체국 밑의 ●, 한일학원 ●, 하나목욕탕(띄워쓰기), 2005년 위치, 김한우 위치

성냥개비를 가지고 아래의 모양과 똑같이 만들어 보세요.
성냥 머리의 방향도 같아야 합니다.

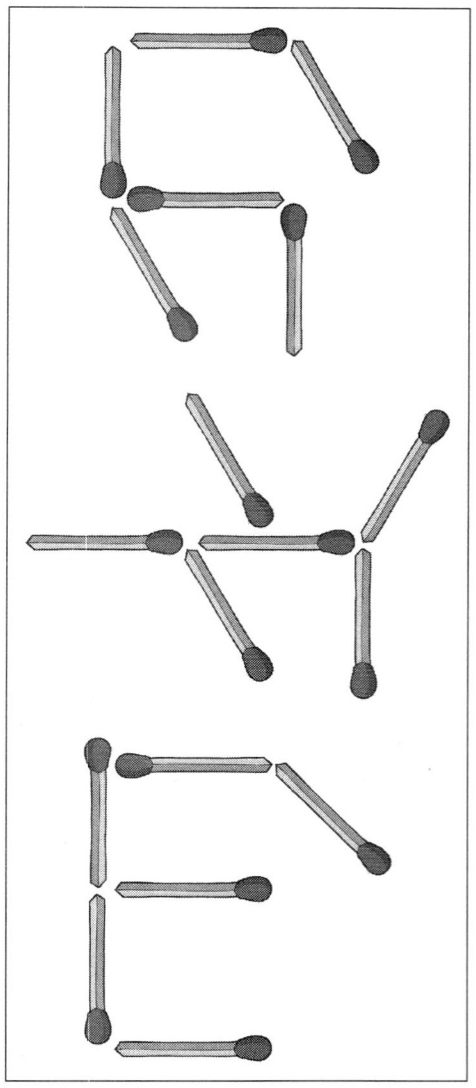

그림을 잘 보고 이야기가 되도록 순서대로 나열해 보세요.

1.

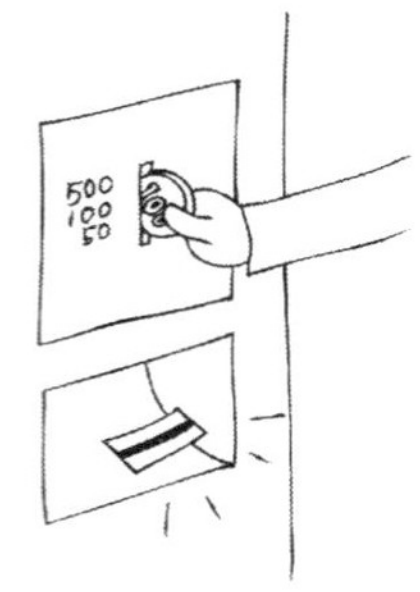

2.

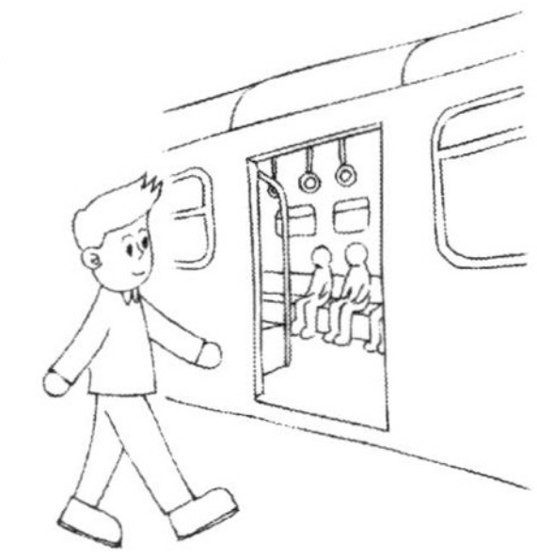

3.

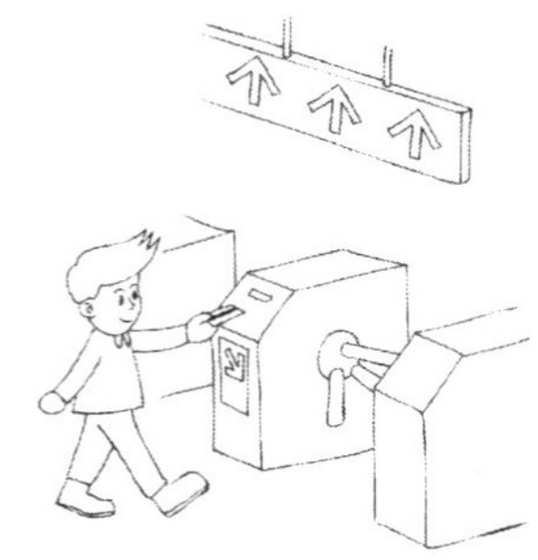

4.

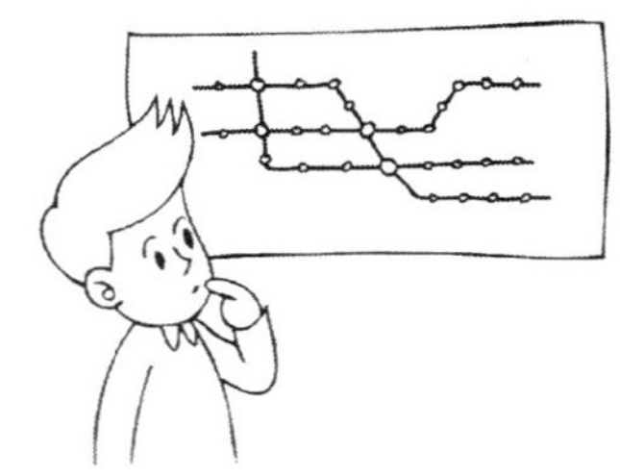

5.

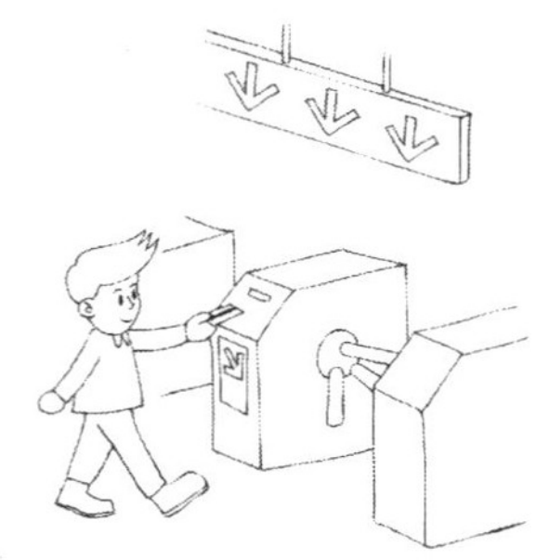

6.

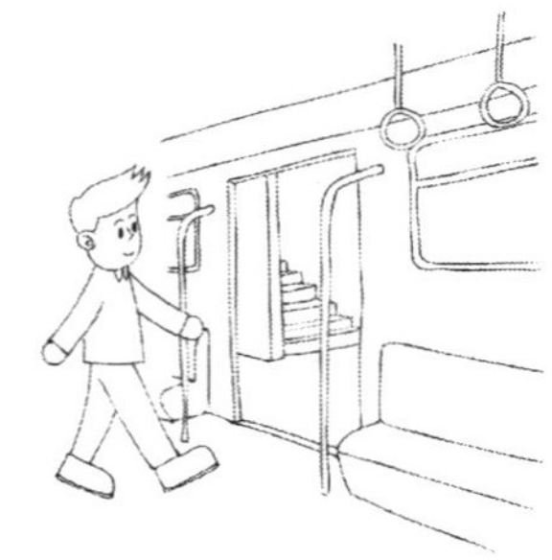

정답) 4-1-5-2-6-3

아래 그림들 중에서 공통적인 것들 2개씩 묶어보세요.
왜 그런지 이유도 말해보세요.

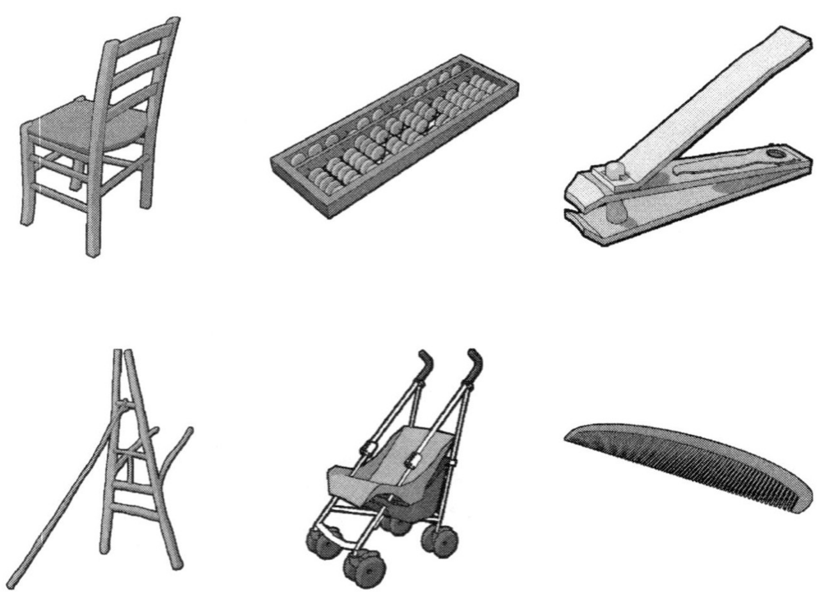

정답) 앉을 수 있는 것: 의자, 유모차 // 위생용품: 빗, 손톱깎기 // 오래된 것: 주판, 지게

누가 그림위에다 낙서를 해놓았네요. 낙서를 하기 전의
그림과 글은 무엇이었을까요?

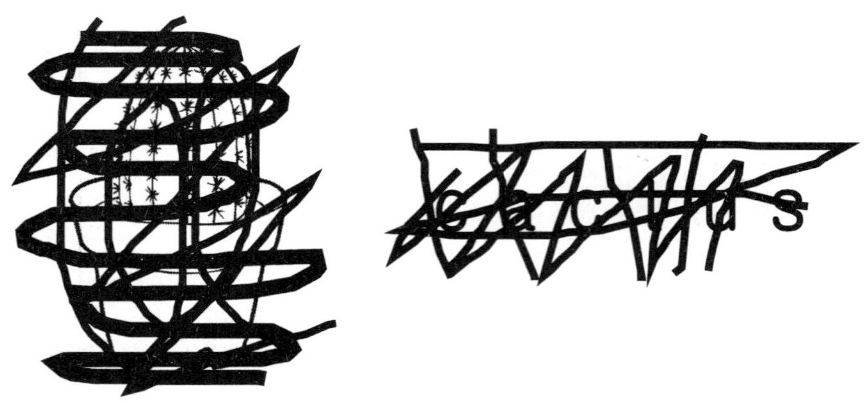

정답) 선인장, cactus

인지훈련 프로그램

_______년 _____월 _____일

그림이 여러 조각으로 나뉘어져 있네요. 조각을 모으면 어떤 그림이 될까요?

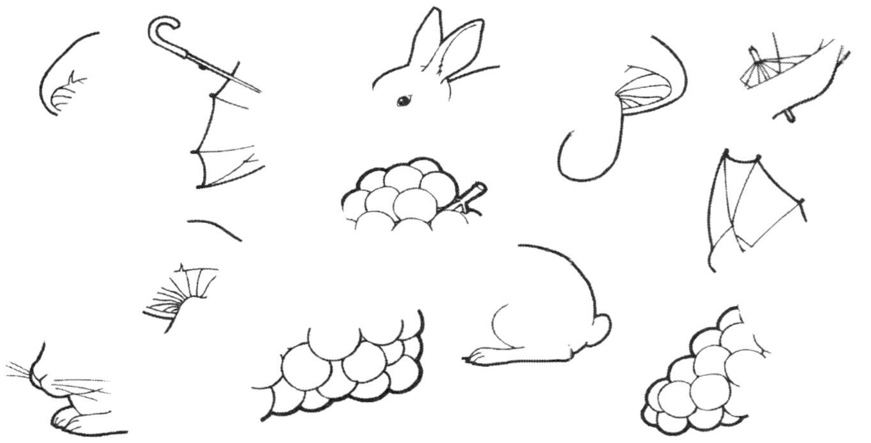

정답) 우산, 포도, 토끼, 버섯

다음의 그림을 잘 보시고 빈 공간에 똑같이 그려보세요.

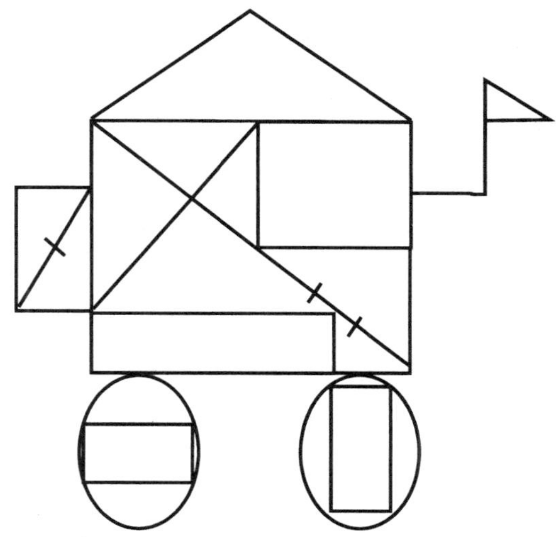

왼쪽에 있는 원주민이 어릴 적 잃어버린 쌍둥이 동생을 애타게 찾고 있네요! 오른쪽 상자 안에 있는 원주민들 중, 사각형 안에 있는 원주민과 똑같이 생긴 원주민을 찾아 동그라미 해 보세요. 옷 모양도 같아야 합니다. 뒷모습도 잘 생각하면서 골라 보세요.

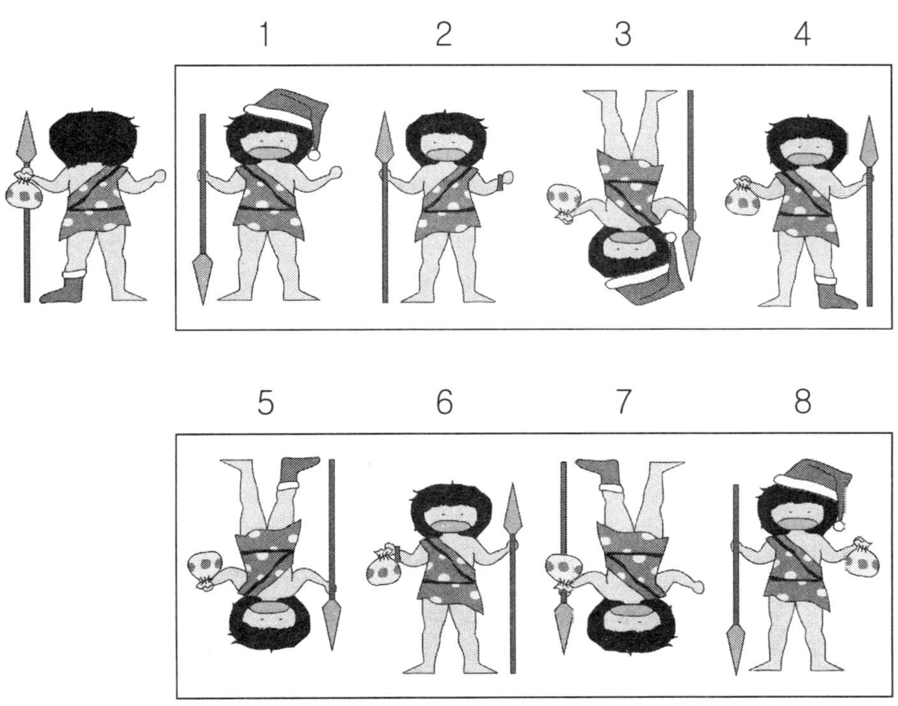

정답) 7

알파벳 대문자와 소문자가 섞여져 있습니다. 대문자를 모두 연결한 후 이어서 소문자를 연결하면 어떤 그림이 완성될까요?

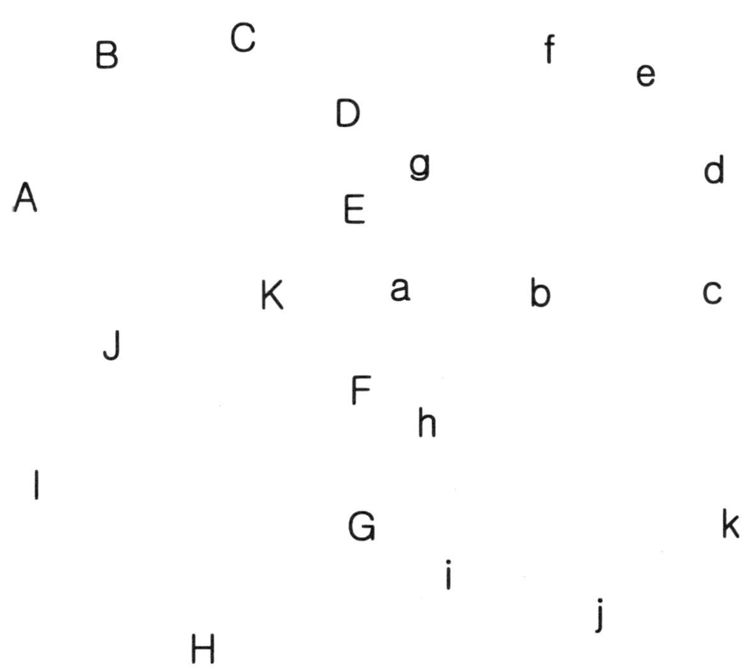

아래 그림들 중에서 공통적인 것들 3가지씩 묶어보세요. 왜 그런지 이유도 말해보세요.

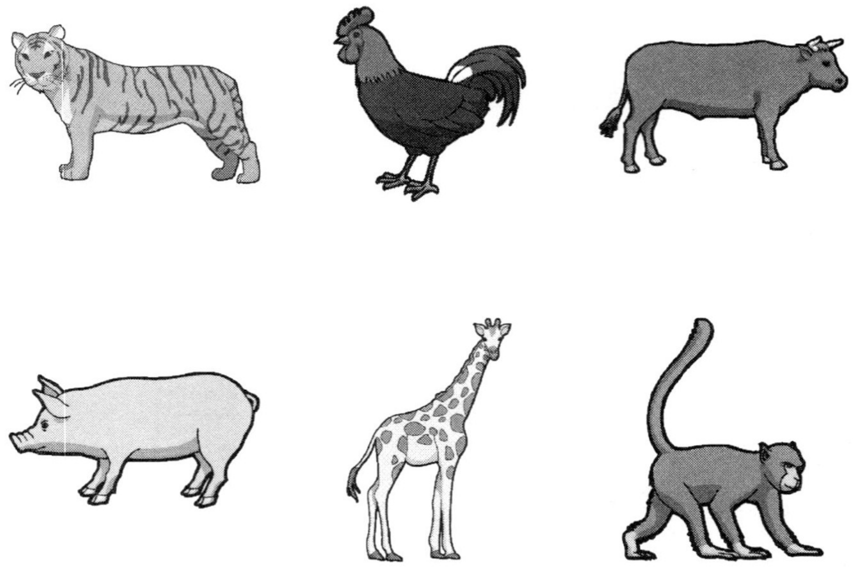

정답) 가축: 소, 닭, 돼지 // 야생동물: 호랑이, 원숭이, 기린

다음 그림을 보고 어떤 속담을 표현한 것인지, 또 그 속담의 뜻은 무엇인지 말해보세요.

1.

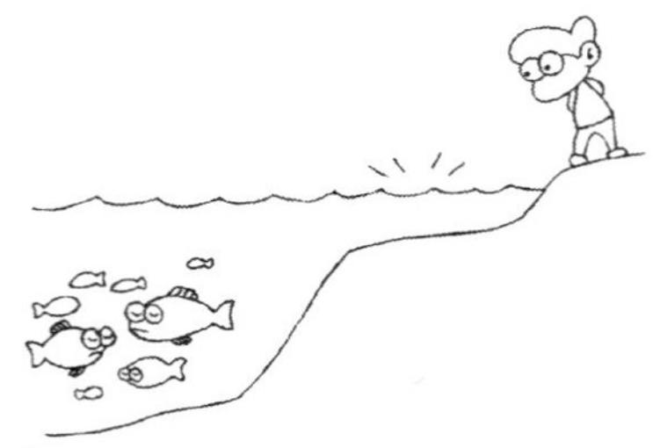

2.

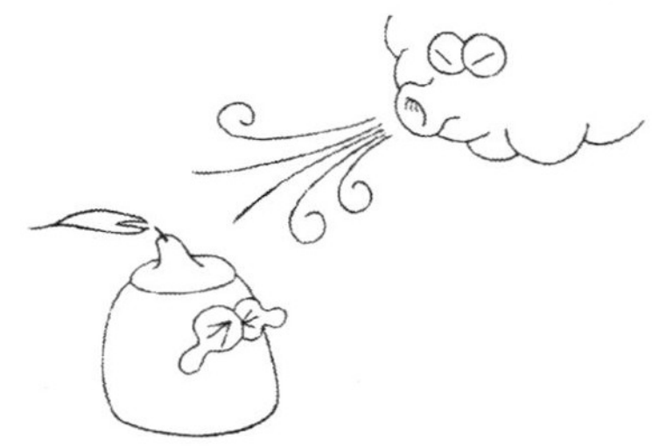

3.

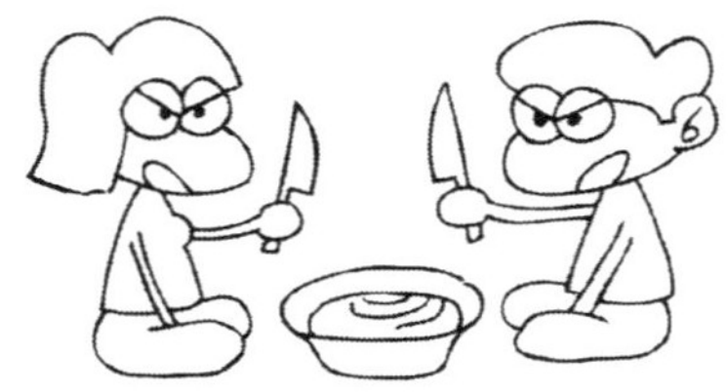

정답) 1. 물이 깊어야 고기가 모인다. / 2. 바람 앞의 등불 / 3. 부부싸움은 칼로 물베기

두 가지 그림이 겹쳐져 있네요. 어떤 그림들이 겹쳐져 있는 것일까요?

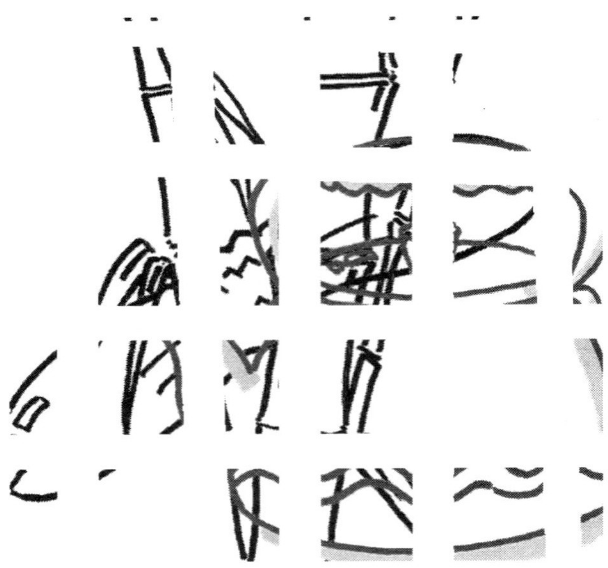

정답) 대나무, 오이, 주전자

출발점에서 시작하여 도착점까지 미로를 잘 통과해보세요.

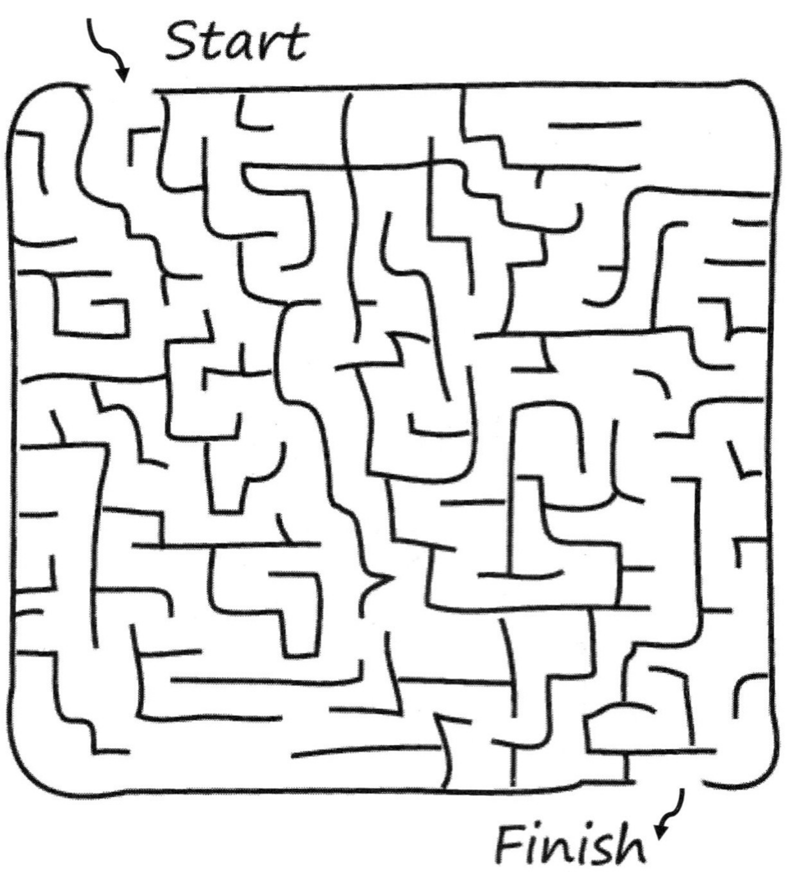

인지훈련 프로그램

________년 ______월 ______일

다음은 무엇의 그림자일까요? 한번 맞춰 보세요.

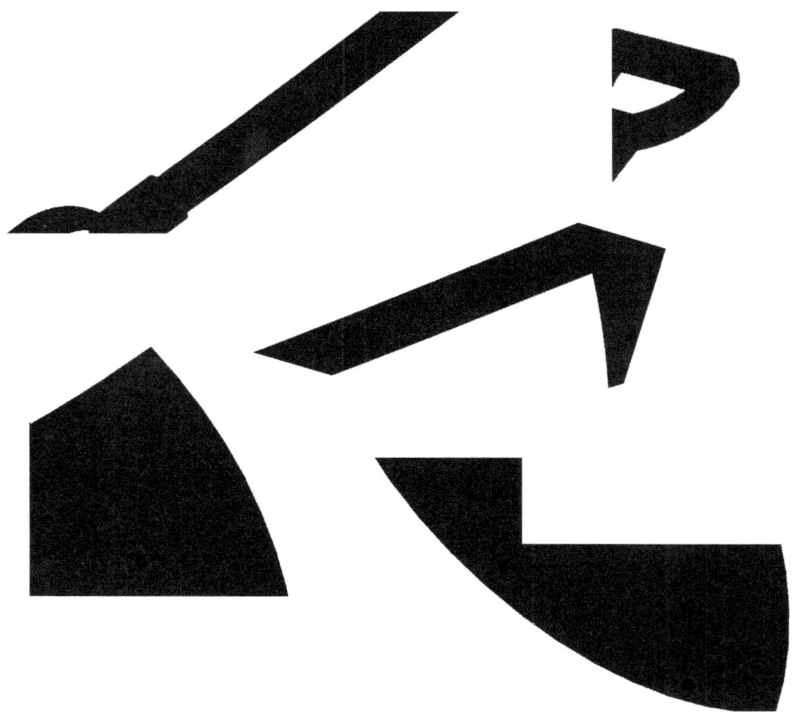

정답) 삽

'가'에서 '바(사)'까지 선이 연결되어 있습니다. 선을 따라 반대편에 도착하여 만나게 된 단어를 '가나다'순으로 적어 보세요.

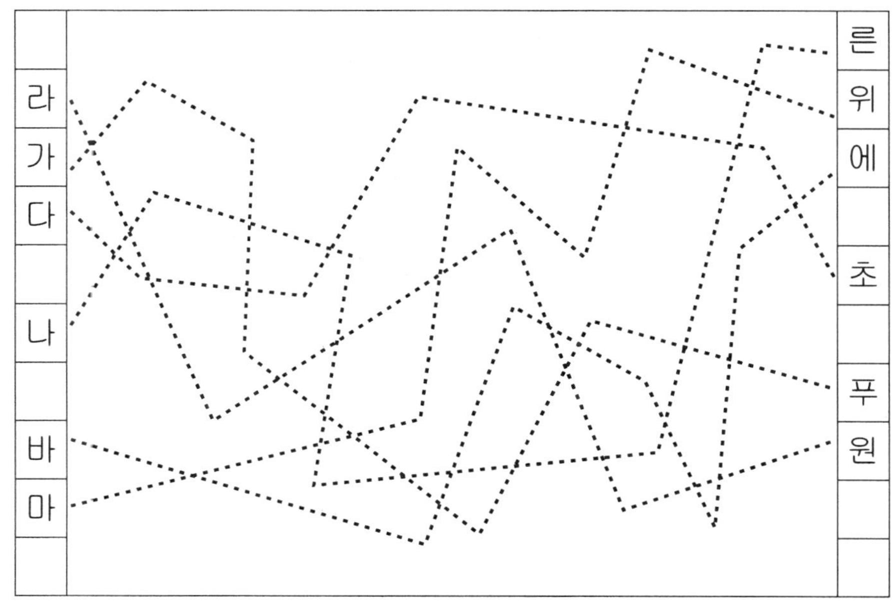

정답) 푸른 초원 위에

태풍의 크기와 강도에 대한 내용입니다. 잘 보시고 빈칸을 채워 주세요.

태풍의 크기는 풍속 15m/s 이상의 바람이 영향을 미치는 영역의 반경에 따라 구분합니다.

소형태풍은 300㎞ 미만　　　　중형은 300~500㎞
대형은 500~800㎞　　　　초대형은 800㎞ 이상입니다.

태풍의 강도는 중심 부근의 최대풍속에 따라 분류합니다.

약한 태풍(17~24m/s)은 건물의 간판이 떨어지거나, 지붕이나 기왓장이 뜯겨 나감
중간 태풍(25~32m/s)은 집이 붕괴되기도 함
강한 태풍(33~43m/s)은 사람이 날려가고 커다란 바위까지도 날림
매우 강한 태풍(44m/s 이상)은 콘크리트 집도 붕괴, 초속 60m가 넘으면 철탑도 휘어짐

태풍의 크기는 풍속 (　)m/s 이상의 바람이 영향을 미치는 영역의 반경에 따라 구분합니다.

소형태풍은 300㎞ 미만　　　　중형은 300 ~(　　)㎞
대형은 (　　)~(　　)㎞　　　　초대형은 (　　)㎞ 이상입니다.

태풍의 강도는 중심 부근의 최대풍속에 따라 분류합니다.

약한 태풍(17~(　)m/s)은 건물의 간판이 떨어지거나, 지붕이나 기왓장이 뜯겨 나감
중간 태풍(　)~32m/s)은 집이 붕괴되기도 함
강한 태풍(33~(　)m/s)은 사람이 날려가고 커다란 바위까지도 날림
매우 강한 태풍(　)m/s 이상)은 콘크리트 집도 붕괴, 초속 60m가 넘으면 철탑도 휘어짐

왼쪽에 있는 원주민이 어릴 적 잃어버린 쌍둥이 동생을 애타게 찾고 있네요! 오른쪽 상자 안에 있는 원주민들 중, 사각형 안에 있는 원주민과 똑같이 생긴 원주민을 찾아 동그라미 해 보세요. 옷 모양도 같아야 합니다. 뒷모습도 잘 생각하면서 골라 보세요.

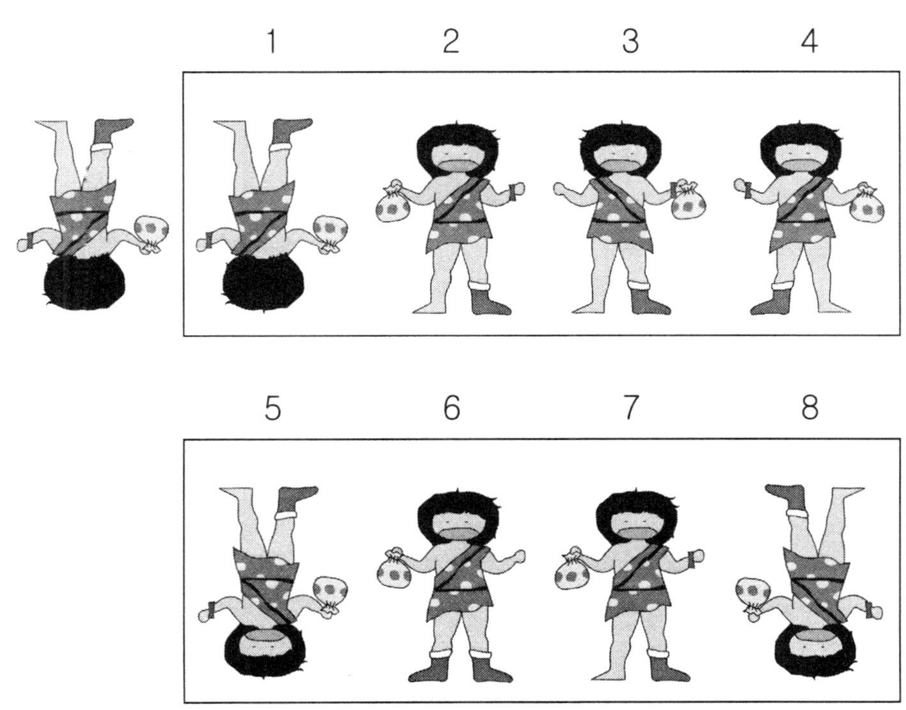

정답) 8

같은 모양의 무늬가 나열되어 있습니다. 지워진 부분이 옆의 무늬와 같아지도록 채워 넣으세요.

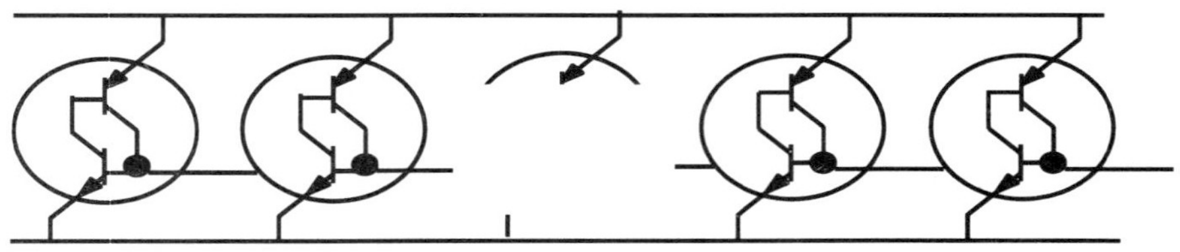

다음 단어로 끝말잇기를 하세요.

1. 가 방 → ___ ___ 실 → ___ ___ 화
   → ___ ___ 대
2. 도 시 → ___ ___ → ___ ___ → ___ 초
3. 약 속 → ___ ___ → ___ ___
   → ___ 수 ___
4. 식 사 → ___ ___ → ___ ___ → ___ 업
5. 공 연 → ___ ___ → ___ ___ ___ 상
   → ___ ___ 권

정답) 1. 방송실, 실내화, 화장대 / 2. 시인, 인기, 기초 / 3. 속도, 도덕, 덕수궁
4. 사촌, 촌수, 수업 / 5. 연설, 설상가상, 상품권

다음 그림을 보면서 이름이 무엇인지 말해보세요. 여러 번 그림 이름을 말해 본 뒤 책을 덮고 어떤 그림이 있었는지 생각해 보세요. 총 30개의 그림이 있습니다. 3번 반복해 보세요.

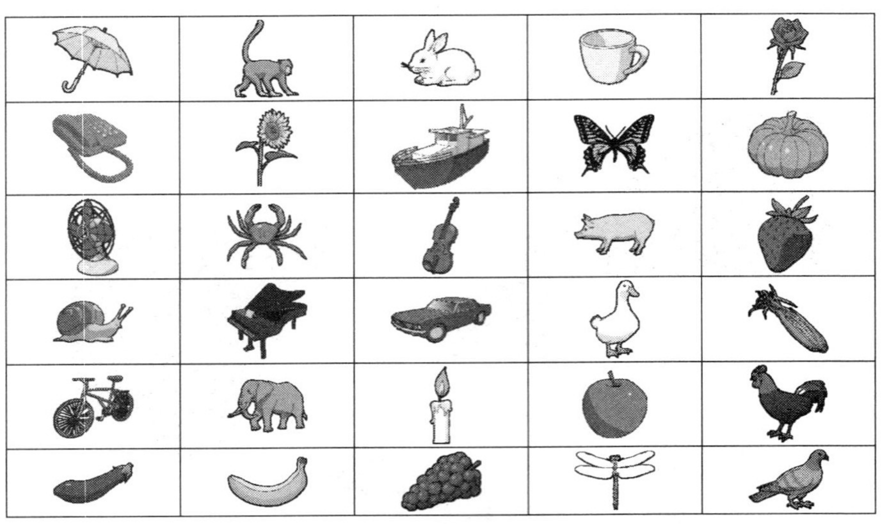

자, 이제는 다음 그림을 보고, 앞에 제시되지 않았었던 그림만 찾아서 동그라미 쳐 보세요.

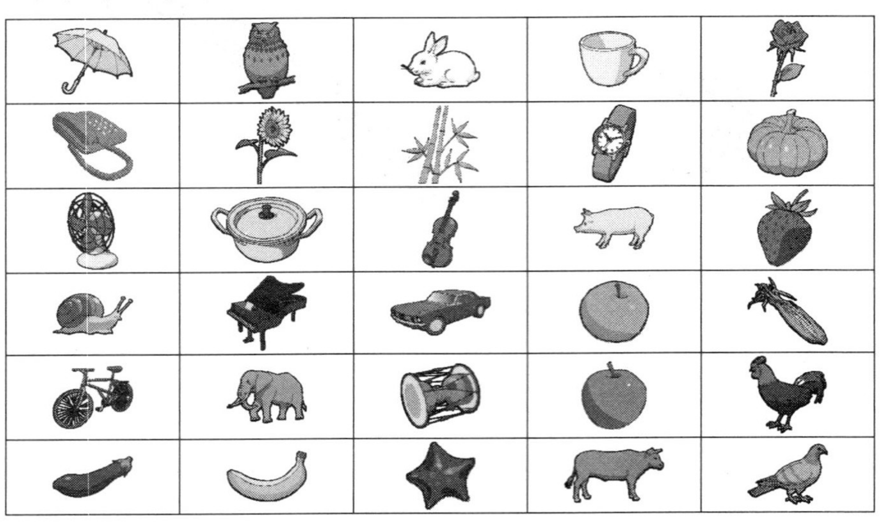

정답) 부엉이, 대나무, 손목시계, 냄비, 배, 장구, 불가사리, 소

다음 겹쳐진 글자가 있습니다. 서로 맞는 글자에 줄을 그어보세요.

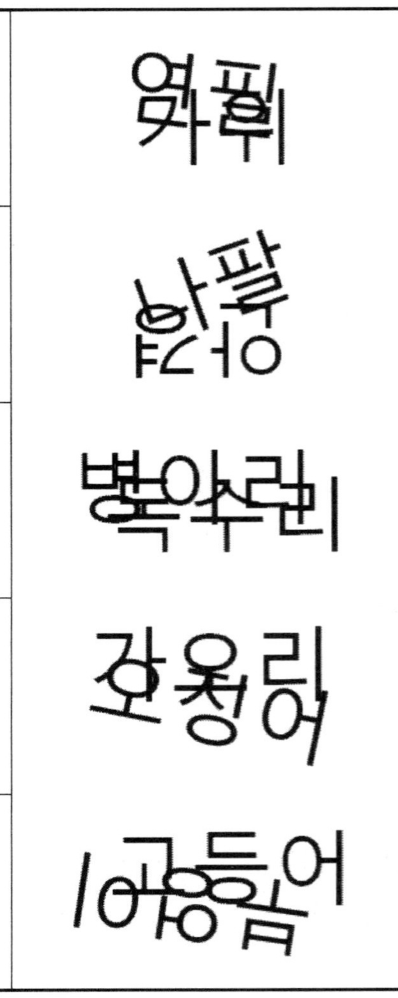

가위 •		• 연필
나팔 •		• 안경
고등어 •		• 오징어
가오리 •		• 병아리
부엉이 •		• 독수리

왼쪽에 있는 원시인의 모습을 보고, 뒷모습을 유추해서 서로 다른 부분이 있는 곳을 이야기를 해 보세요.

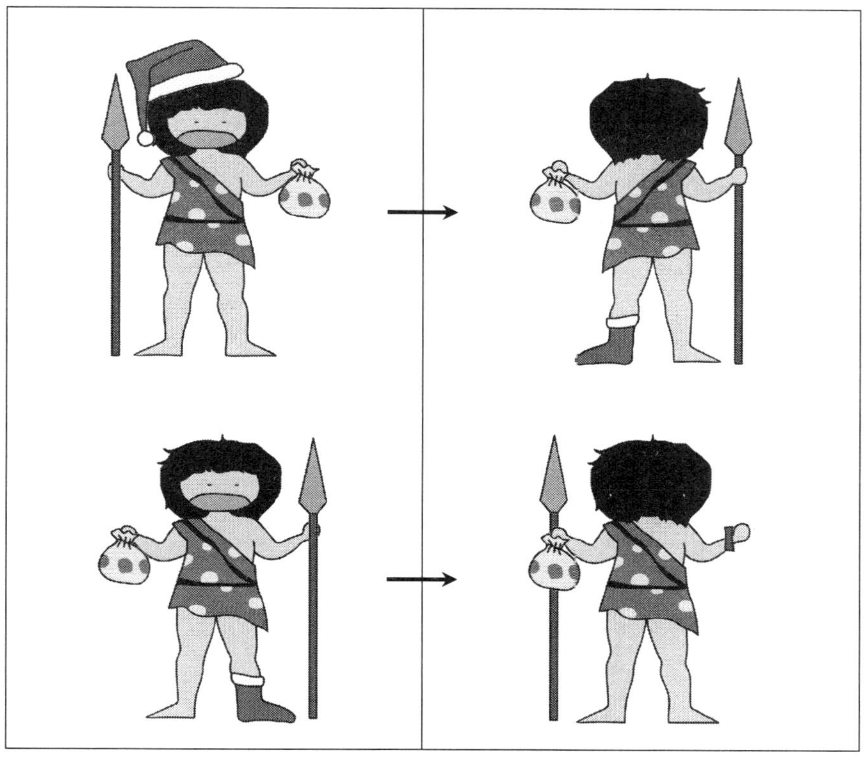

정답) 위쪽 : 왼쪽 원시인의 오른손 창, 주머니, 모자, 오른쪽 원시인의 양말
아래쪽 : 왼쪽 원시인의 주머니, 양말, 모자, 오른쪽 원시인의 팔찌, 옷이 쳐진 부분

두 가지 그림이 겹쳐져 있네요. 어떤 그림들이 겹쳐져 있는 것일까요?

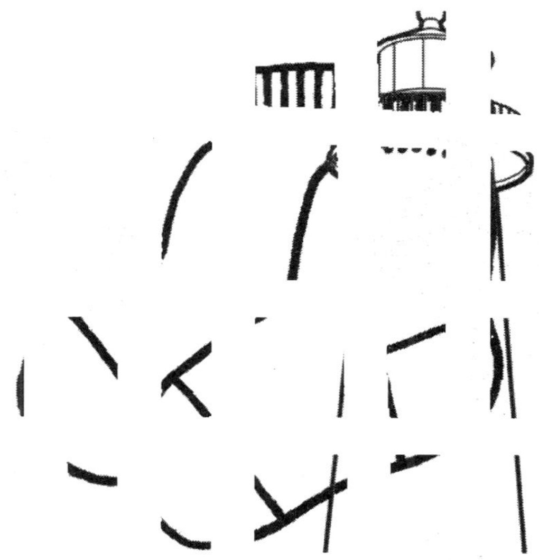

정답) 양말, 등대

보기의 그림을 잘 보고 빠져있는 조각과 같은 것을 골라 그림을 완성시켜보세요.

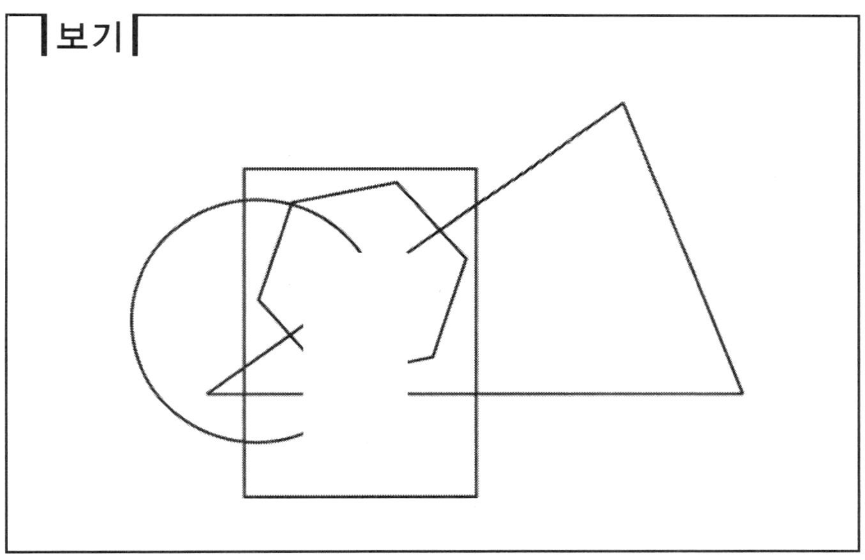

1. 2. 3. 4.

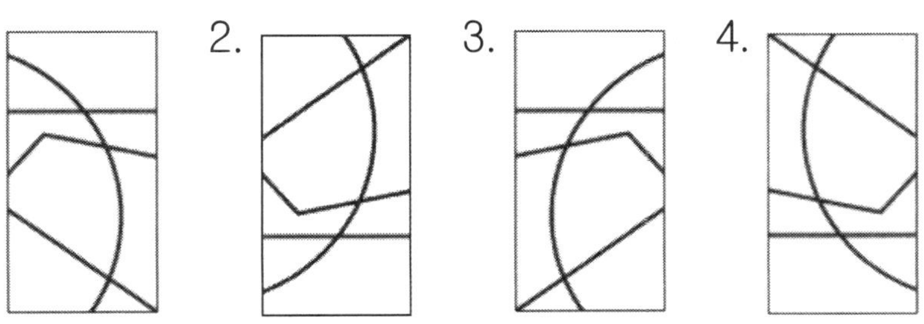

정답) 2

다음 중간선을 기점으로 대칭이 되도록 나머지 반쪽을 그려보세요.

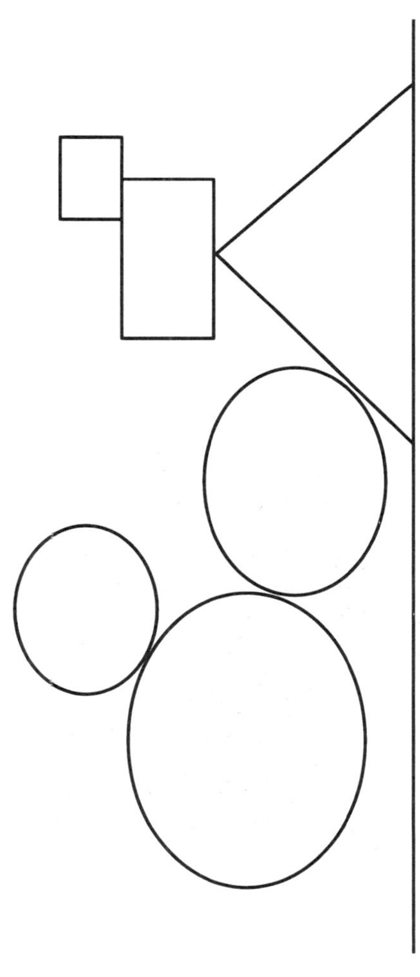

왼쪽에 있는 원주민이 어릴 적 잃어버린 쌍둥이 동생을 애타게 찾고 있네요! 오른쪽 상자 안에 있는 원주민들 중, 사각형 안에 있는 원주민과 똑같이 생긴 원주민을 찾아 동그라미 해 보세요. 옷 모양도 같아야 합니다. 뒷모습도 잘 생각하면서 골라 보세요.

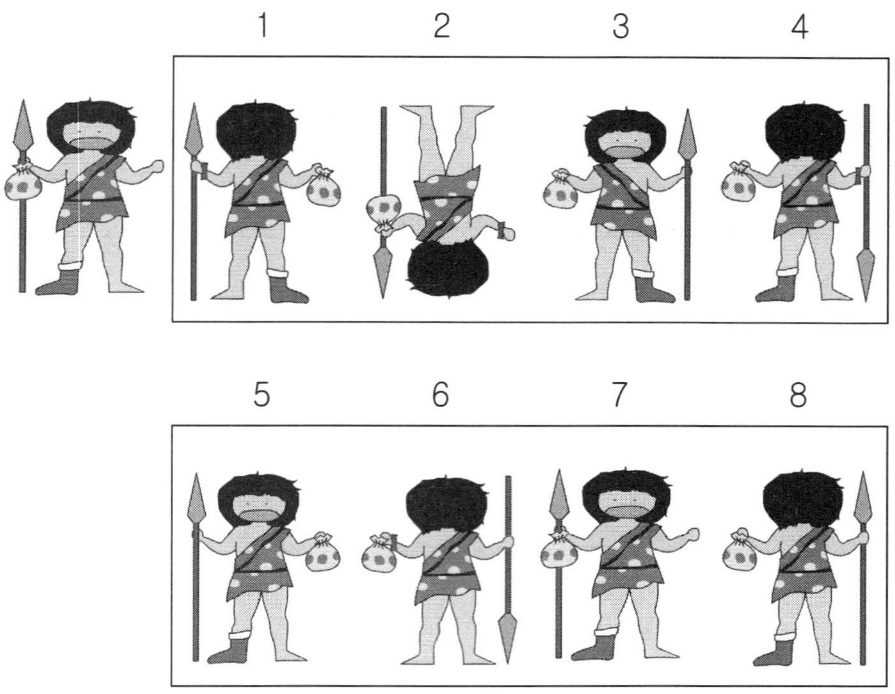

정답) 7

누가 그림위에다 낙서를 해놓았네요. 낙서를 하기 전의 그림과 글은 무엇이었을까요?

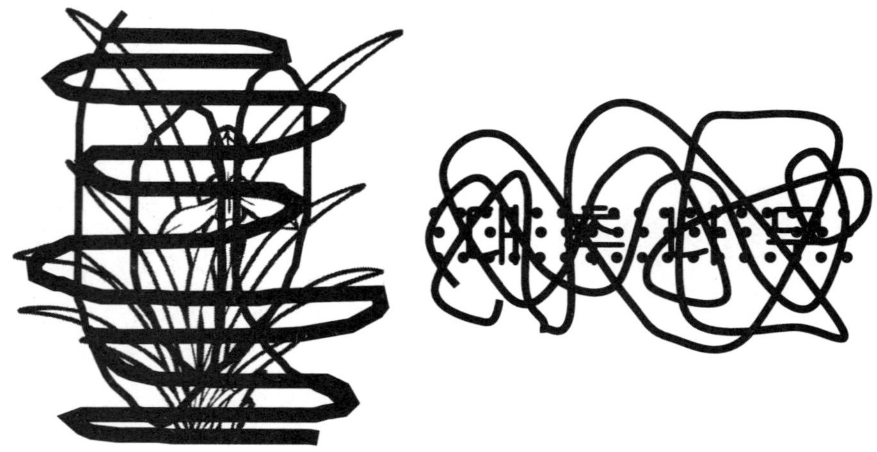

정답) 난초, 대추나무

그림이 여러 조각으로 나뉘어져 있네요. 조각을 모으면 어떤 그림이 될까요?

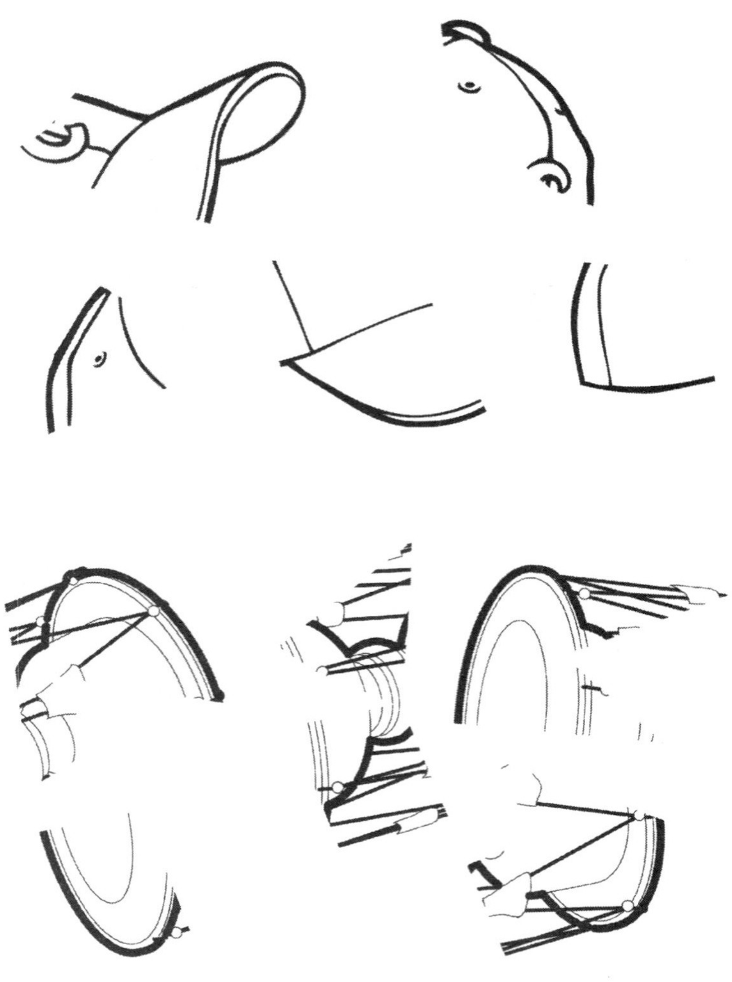

정답) 모자, 장구

다음은 무엇의 그림자일까요? 한번 맞춰 보세요.

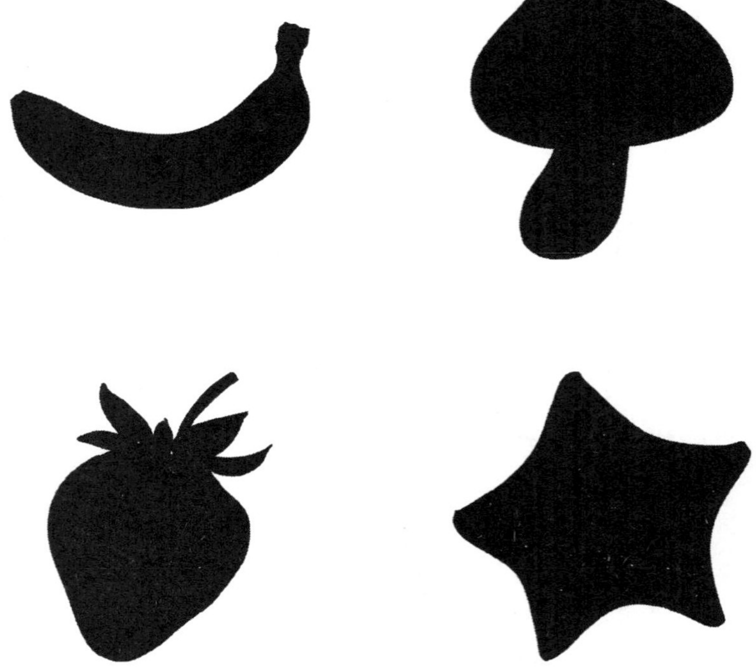

정답) 바나나, 버섯, 딸기, 불가사리

인지훈련 프로그램

______년 ____월 ____일

지도를 보고 아래의 지문대로 길을 찾아가 보세요.
(연필로 줄을 치면서 보세요)

지프차를 타고 손톱깎기, 복숭아, 카세트라디오를 산 후 은행과 병원에서 일을 본 후 학교로 손자 마중을 갑니다

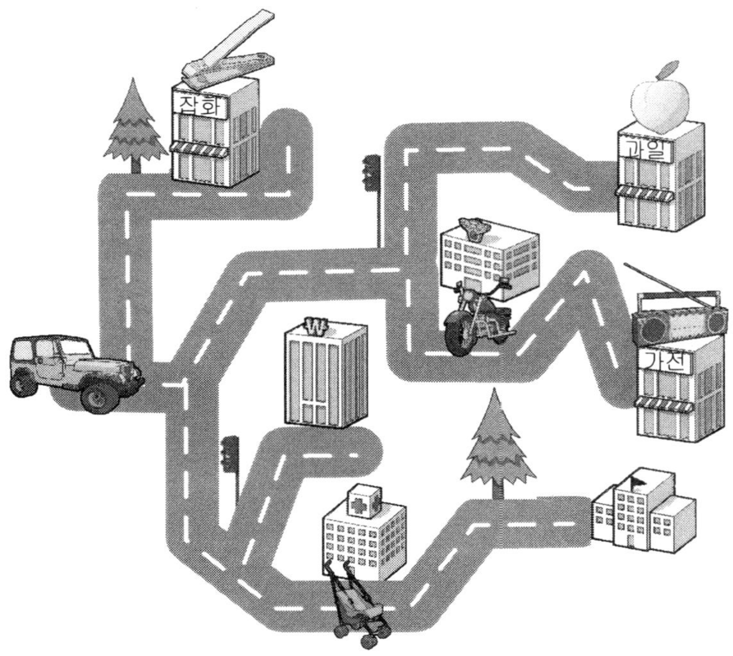

1. 건물 앞에 나무가 있었던 것은 어떤 것들입니까?
2. 유모차 앞에 있었던 건물은 무엇 입니까?
3. 아래의 빈 곳에 알맞은 단어를 넣으시오.

(   )를 타고 (   ), (   ), (   )를 산 후
(   )과 (   )에서 일을 본 후 (   )로 손자 마중을 갑니다.

정답) 1. 학교, 잡화점 2. 병원 3. 지프차, 손톱깎기, 복숭아, 카세트라디오, 은행, 병원, 학교

다음 단어로 끝말잇기를 하세요.

1. 고 향 → ___ ___ → ___ ___ → ___ 씀
2. 여 행 → ___ ___ → ___ ___ → ___ 선
3. 비 누 → ___ ___ ___ ___ → ___ ___ → ___ 녕
4. 극 장 → ___ ___ ___ ___ → ___ ___ → ___ 수
5. 키 보 드 → ___ ___ ___ → ___ ___ ___ → ___ 용

정답) 1. 향연, 연말, 말씀 / 2. 행운, 운동, 동선 / 3. 누에고치, 치안, 안녕
4. 장유유서, 서점, 점수 / 5. 드라마, 마술사, 사용

다음 그림을 보고 어떤 속담을 표현한 것인지, 또 그 속담의 뜻은 무엇인지 말해보세요.

1.

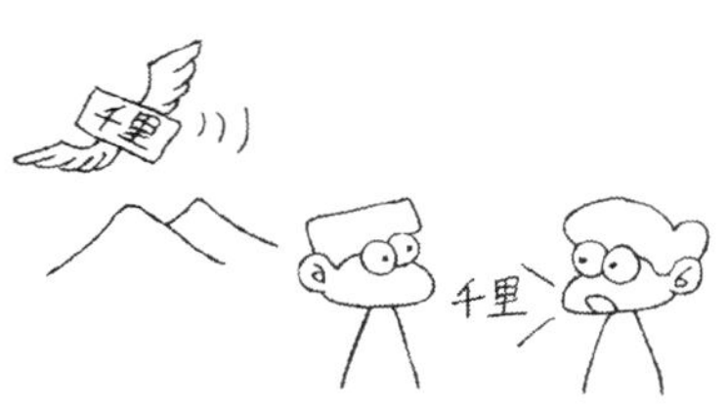

2.

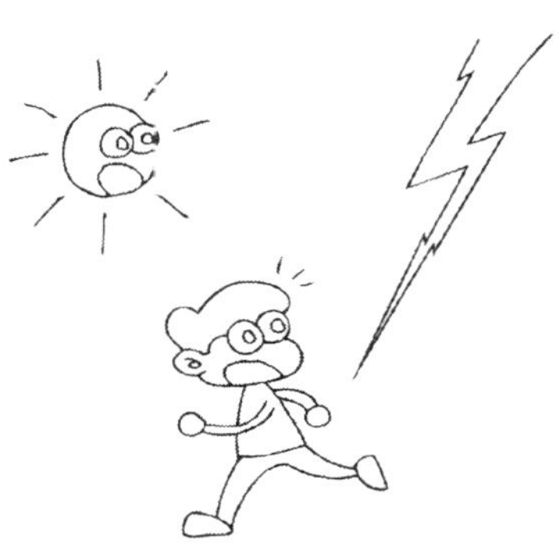

3.

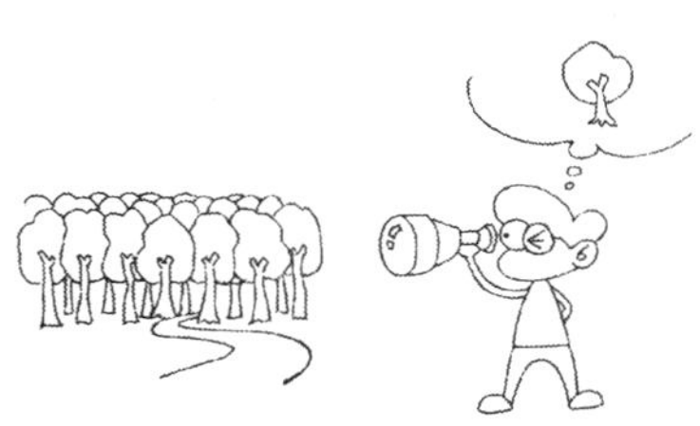

정답) 1. 발 없는 말이 천리를 간다. / 2. 나무는 보고 숲은 못 본다.
3. 마른 하늘에 날벼락

다음 겹쳐진 글자가 있습니다. 서로 맞는 글자에 줄을 그어보세요.

반지 •	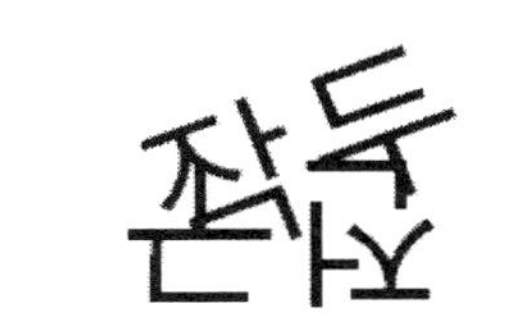	• 병아리
작두 •	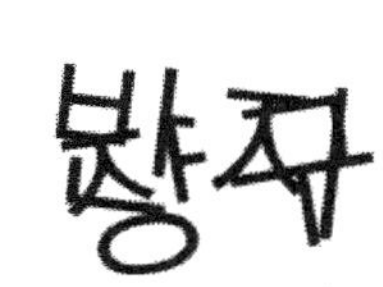	•
고등어 •	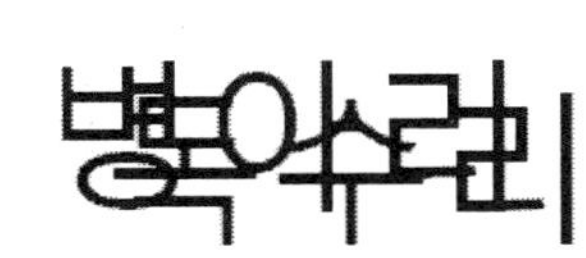	• 장구
독수리 •	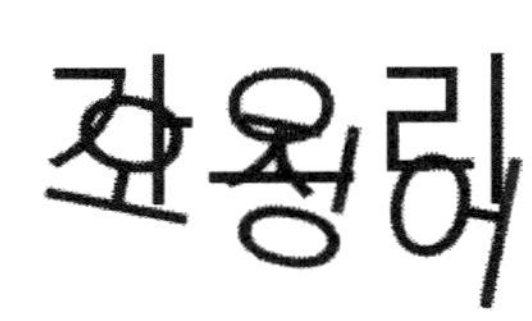	• 오징어
부엉이 •	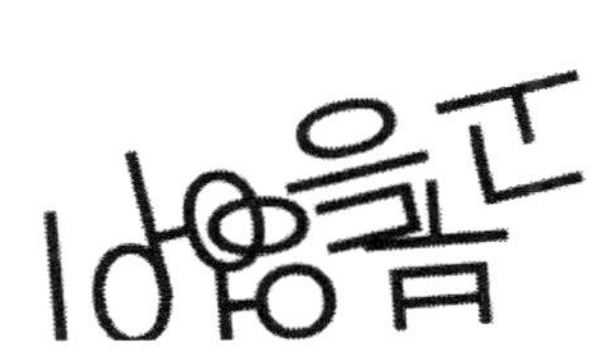	• 가오리

여러 가지 그림이 겹쳐져 있습니다. 어떤 그림들이 겹쳐져 있는 것일까요?

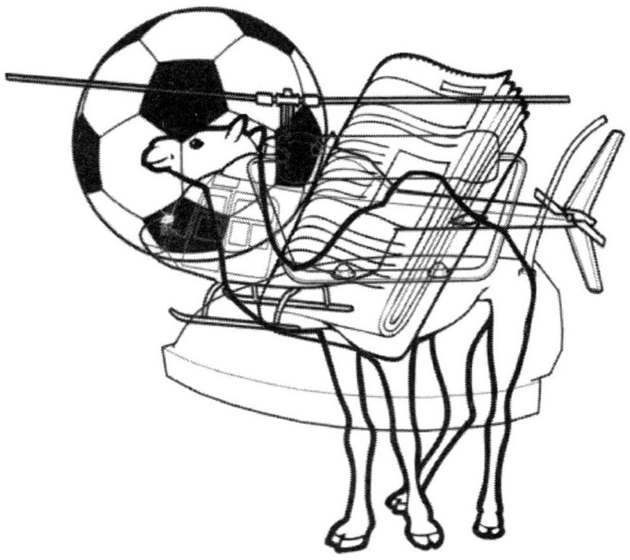

정답) 축구공, 헬리콥터, 다리미, 낙타, 신문

왼손의 번호를 모두 말해보세요.

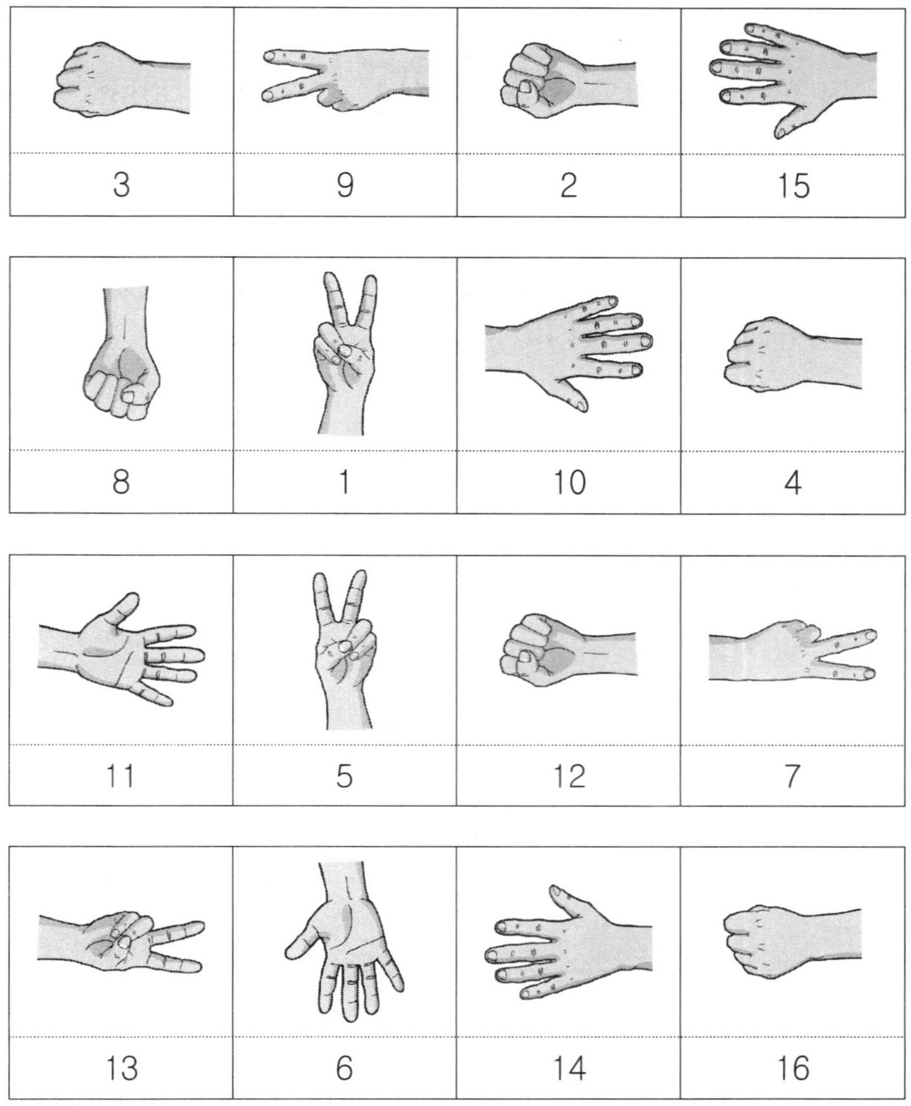

정답) 2, 8, 9, 10, 11, 5, 12, 7, 14, 16

가-1-나-2-다-3 순서대로 선을 따라가서 단어를 완성해 보세요.

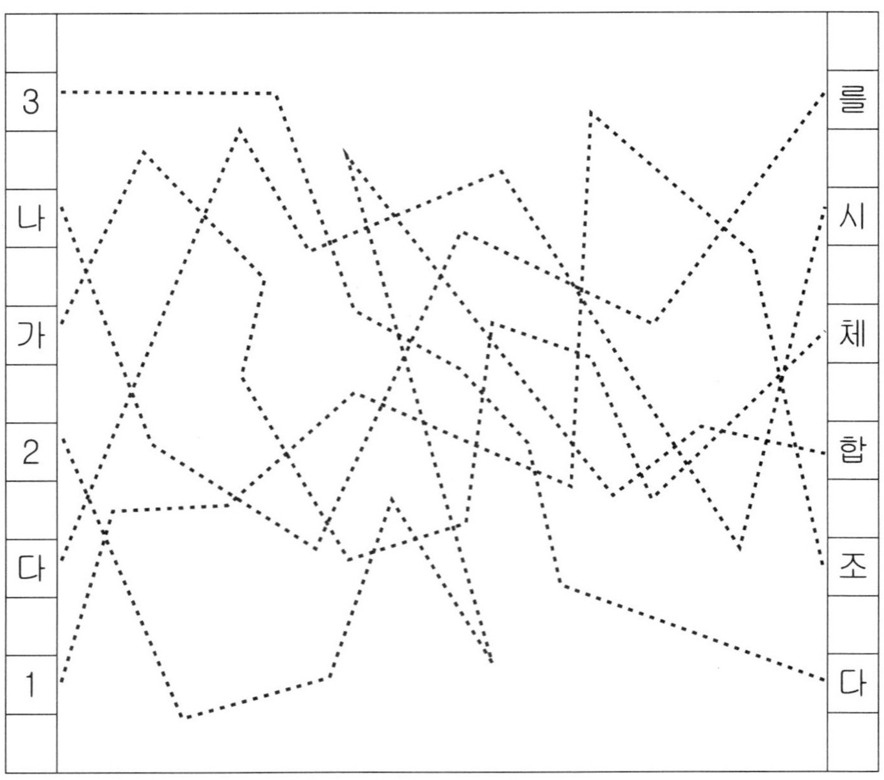

정답) 체조를 합시다.

아래의 표에는, 다섯 가지 범주에 속하는 단어들이 각각 5개씩 제시가 되어 있습니다.
각 범주에 해당하는 단어들을 순서대로 외워 보세요.
다 외웠으면 아래의 빈칸에 한번 채워 보도록 합시다.
다 못 외우셨다면, 다 외울 수 있을 때까지 반복해 보세요.

동물	운송기구	생활용품	가전제품	감정
돼지	비행기	망치	다리미	슬픔
말	자전거	사다리	믹서기	성남
사슴	기차	우산	선풍기	행복
염소	배	옷걸이	라디오	감사
원숭이	오토바이	의자	전화기	사랑

동물	운송기구	생활용품	가전제품	감정

인지훈련 프로그램

______년 ______월 ______일

다음 두 그림을 비교해 보고 틀린 곳을 찾아보세요.

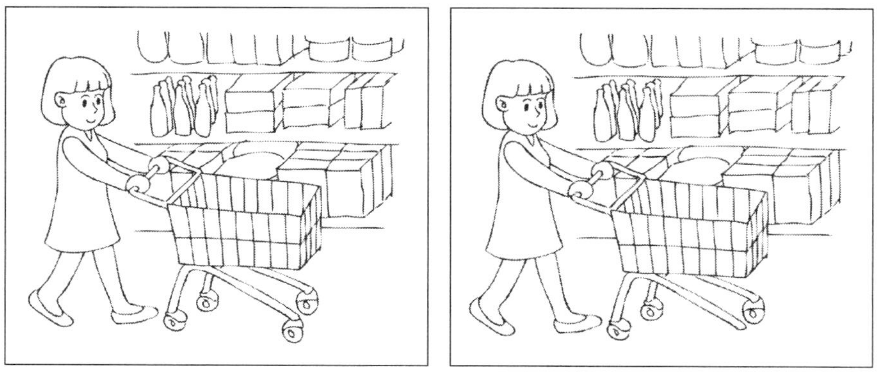

정답) 카트 바퀴, 왼쪽 신, 선반의 병, 오른쪽 귀

다음 글자로 속담을 맞춰보세요.
검은석이 칠해진 칸의 글자를 유추하며, 속담 전체를 적어보세요.

1.

공			이		너	지	

....

2.

	신		짝		있	

....

정답) 공든탑이 무너지랴. / 짚신도 짝이 있다.

바닷게가 자신의 집으로 가려합니다. 연필로 줄을 그으며 촛불을 켜둔 집을 찾아갑시다. 옆줄에 선이 닿지 않도록 조심하면서!

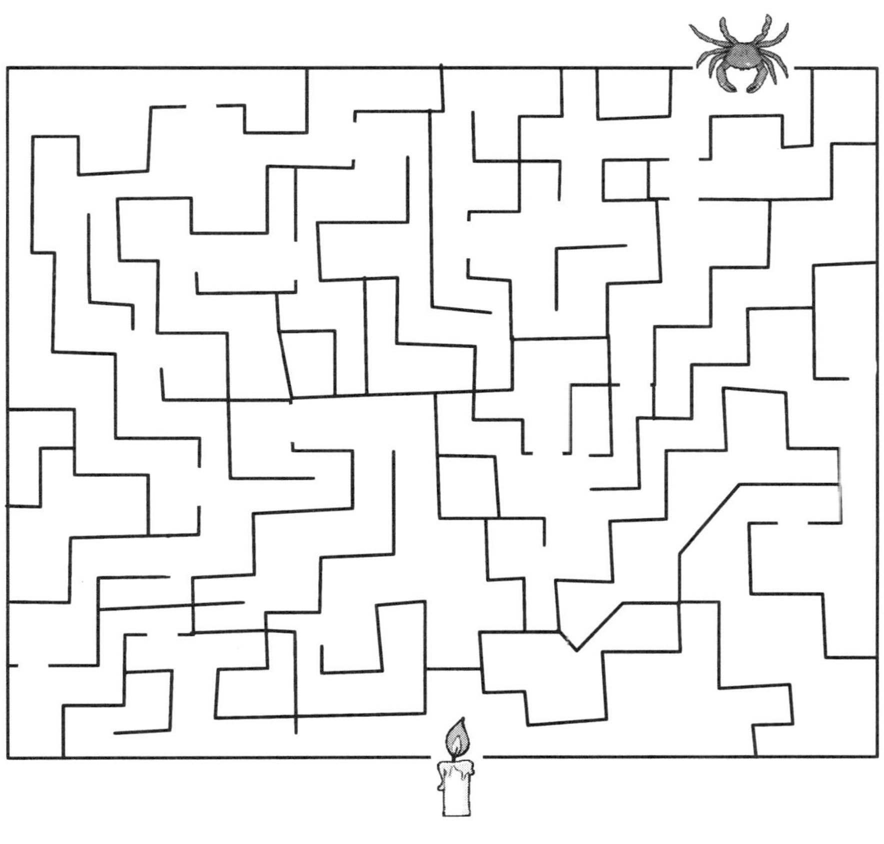

다음 단어로 이야기를 만들어보세요.
단어의 순서는 상관없으며, 보기의 단어를 모두 사용하세요.
그리고 사용한 단어를 기억해보세요.

중요	소나기	정리	방법	컴퓨터
환영	놀라운	서점	산	전문가

....

....

....

....

....

....

....

....

....

....

....

....

다음 단어로 끝말잇기를 하세요.

1. 테 니 스 → ___ ___ → ___ ___
→ ___ ___ ___ 링

2. 공 부 → ___ ___ → ___ ___
→ ___ ___ ___ 니

3. 중 심 → ___ ___ ___ → ___ ___
→ ___ ___ ___ 이

4. 사 회 → ___ ___ ___ 집 → ___ ___
→ ___ 학 ___

5. 과 일 → ___ ___ ___ ___ → ___ 점
→ ___ 쟁 ___

정답) 1. 스승 , 승리, 리모델링 / 2. 부피, 피복, 복주머니 / 3. 심호흡, 흡사, 사물놀이
4. 회원모집, 집중, 중학교 / 5. 일거양득, 득점, 점쟁이

여러 가지 그림이 겹쳐져 있습니다. 어떤 그림들이 겹쳐져 있는 것일까요?

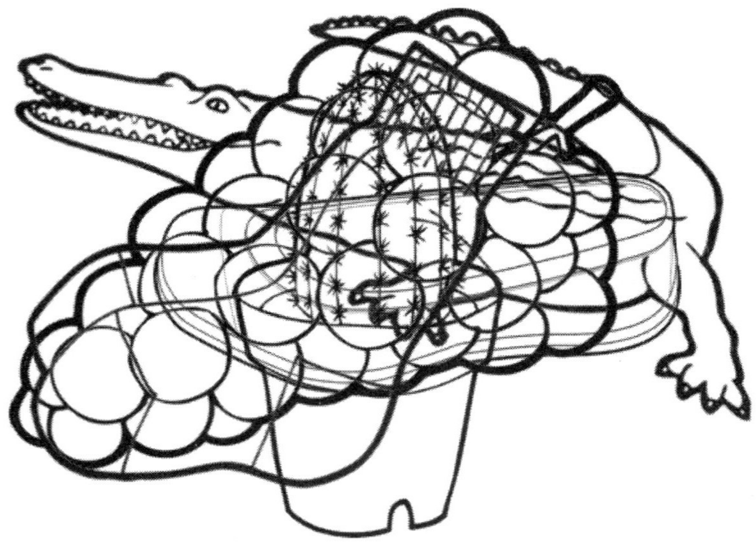

정답) 고무신, 악어, 선인장, 포도, 양말

오른손의 번호를 모두 말해보세요.

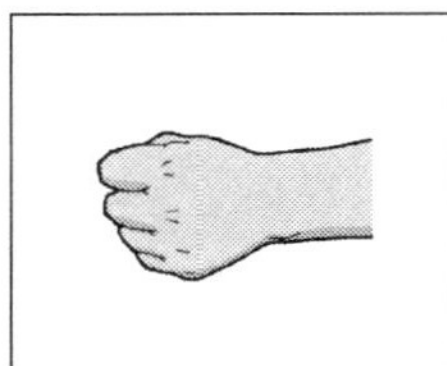	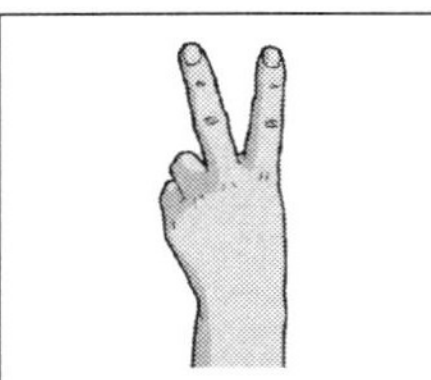	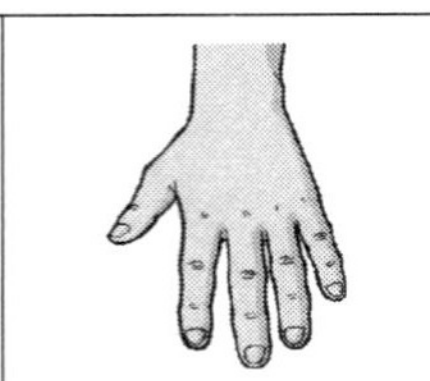	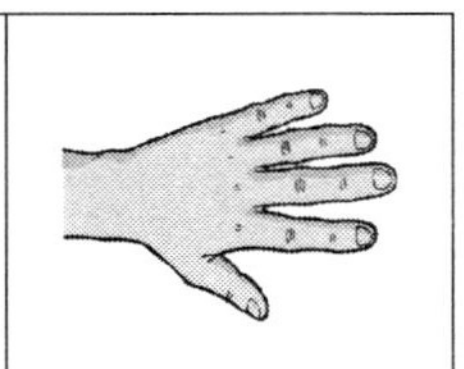
3	9	2	15
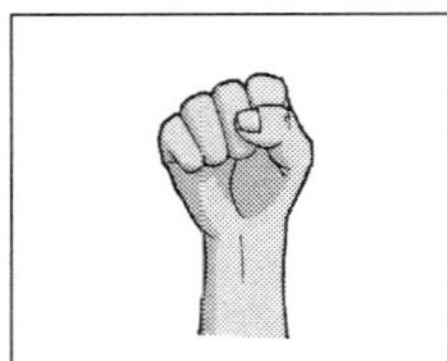	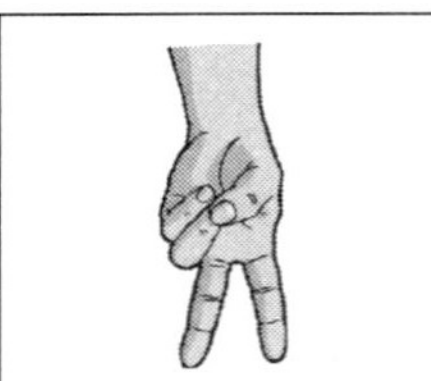	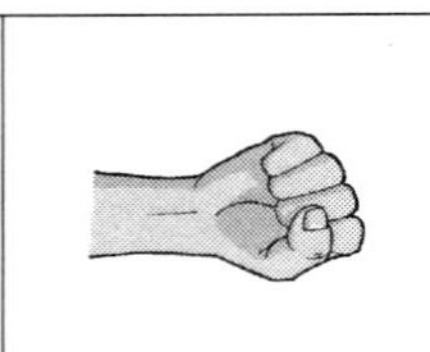	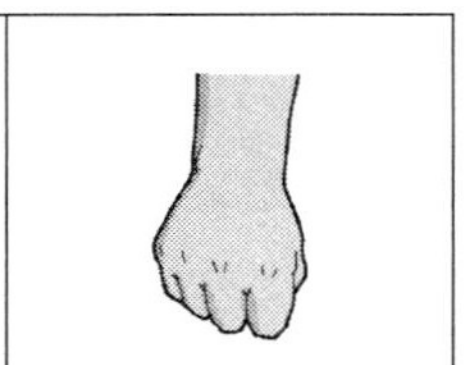
8	1	10	4
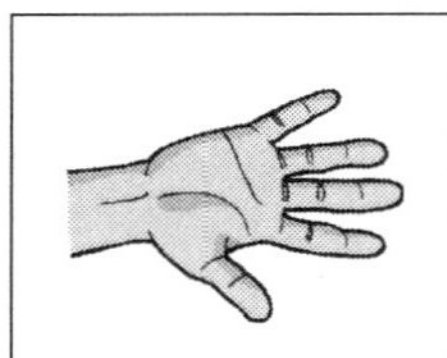	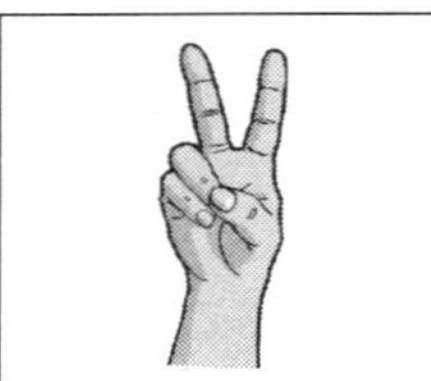	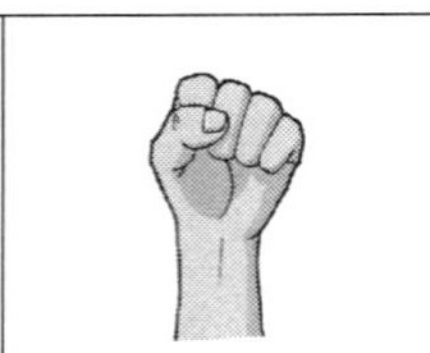	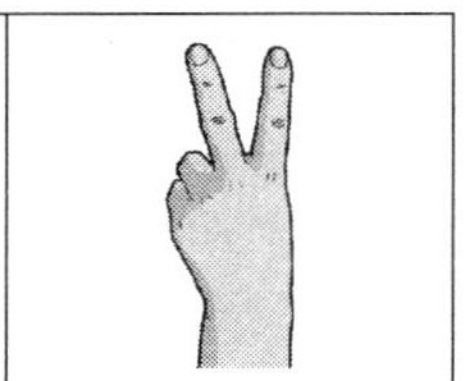
11	5	12	7
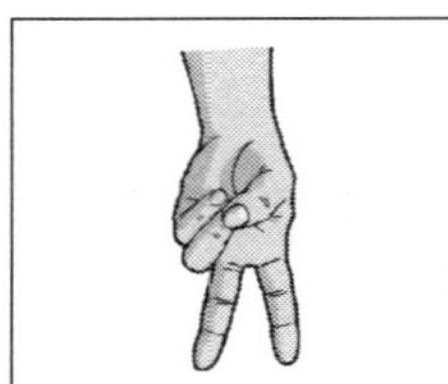	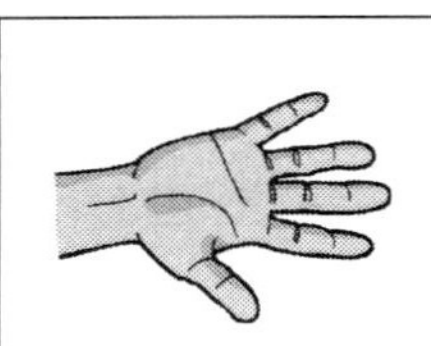	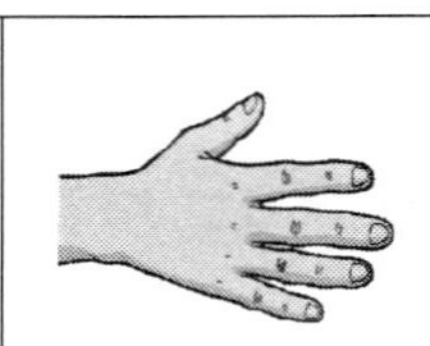	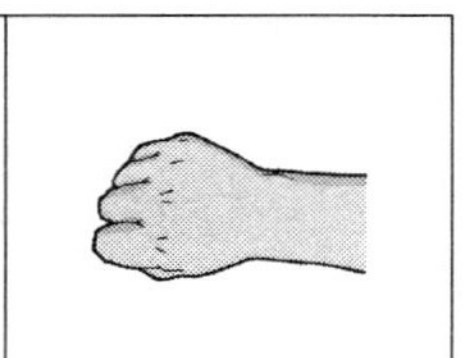
13	6	14	16

정답) 8, 4, 11, 5, 6, 14, 16

알파벳 대문자와 소문자가 섞여져 있습니다. A-a-B-b 순서로 연결하면 어떤 그림이 완성될까요?

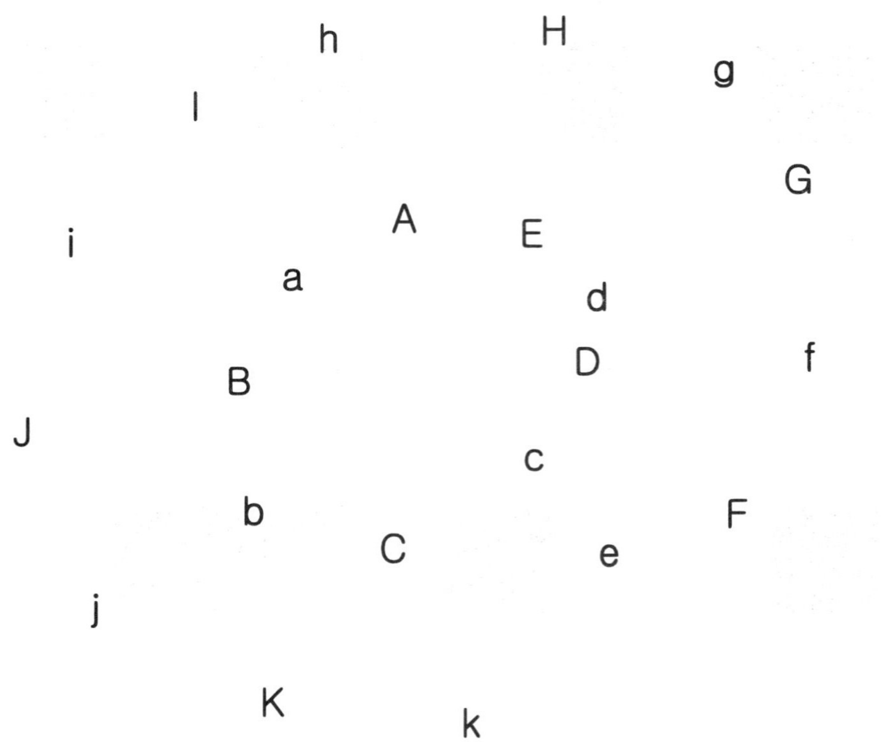

아래의 그림과 같이 반복되는 모양을 빈곳에다가 펜으로 똑같이 그려보세요.

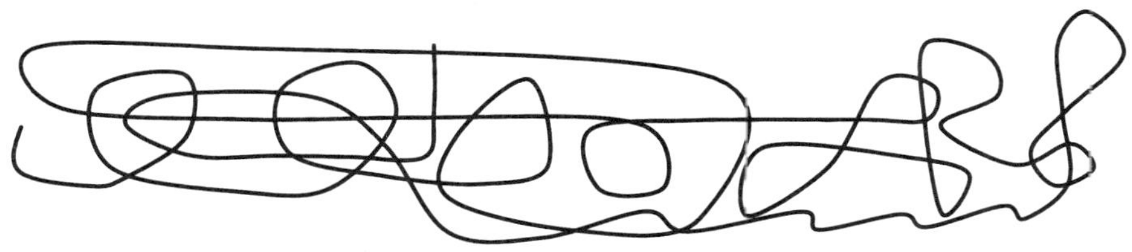

→

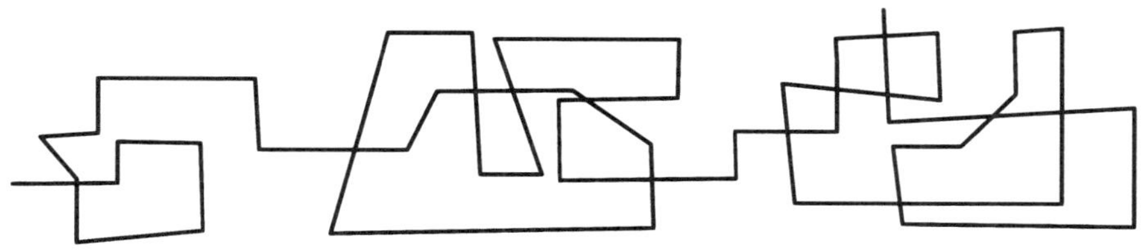

→

다음의 그림을 잘 보시고 빈 공간에 똑같이 그려보세요.

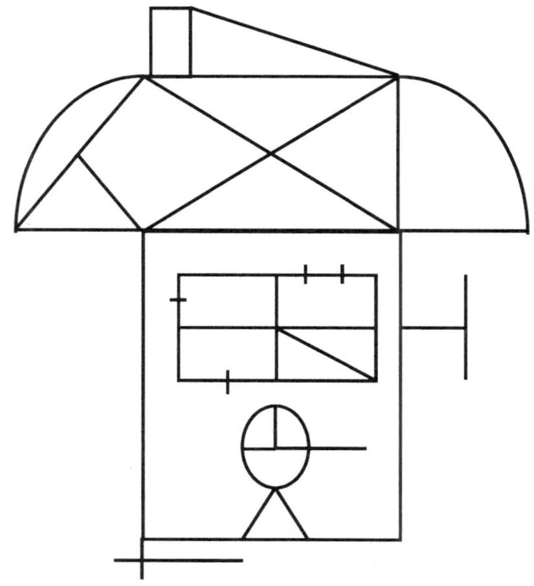

다음 두 그림을 비교해 보고 틀린 곳을 찾아보세요.

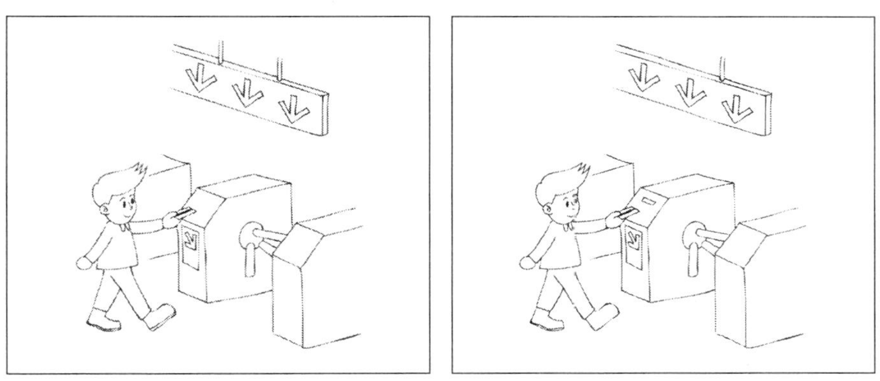

1, A, 2, B, C, 다 순서대로 눈으로 연결시켜보세요.

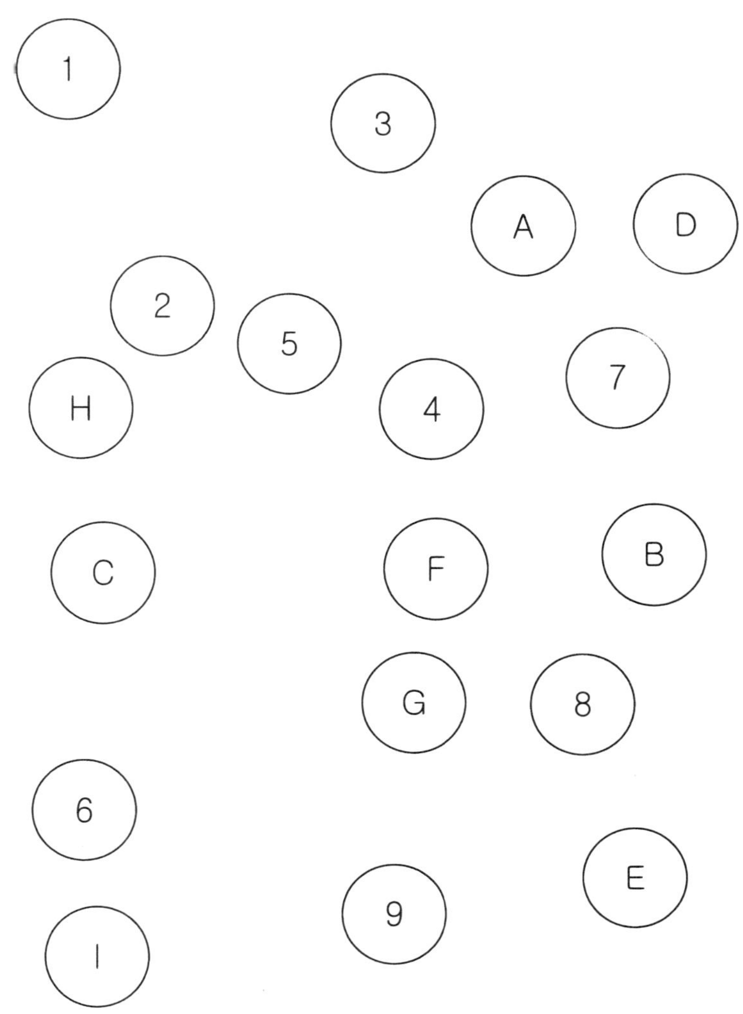

정답) 지하철 표 넣는 곳, 우측상단 화살표지판 걸이, 우측 구두 밑창

다음은 이광재 할아버지의 오늘의 일기입니다.

오늘 새벽은 바람이 불어와 가을이 왔음을 알 수 있었다.
베란다에 핀 국화는 향기를 뽐내고 있는 듯했고 콧속을 꽉 채워주었다.
오랜만에 국화 화분에 물을 흠뻑 주었는데, 물을 공급받은 국화잎이 이내 생기가 더하였다.
국화꽃 향기와 함께 녹차를 마신 후, 아파트 인근의 산으로 향했다.
동내 친구들을 만나 인사도 나누고, 산책로를 따라가는데
오랜만에 영철이를 만나게 되어 같이 산책을 하고
등산로 어귀 주막에서 시락국을 시켜 같이 먹고 집으로 돌아왔다.
산책 후 오전에 신문을 읽고, 복지관에 가서 노인대학 강의를 들었다.
오늘의 주제가 음악치료여서 즐겁게 노래를 부르다 보니 시간가는 줄 몰랐다.
이윽고 점심시간이 되어 직장 동료들과의 약속시간에 맞추어,
동네 어귀의 칼국수 집에서 만두를 곁들여 점심을 해결하였다.
오후에는 집으로 돌아와서 요즘 읽고 있던 소설을 마저 다 읽었다.
저녁 먹기 전에 부산에 사는 동창에게 전화를 하여 동창회 모임 날짜를 알아 두었다.
저녁 식사 후에는 날씨가 갑자기 쌀쌀해져, 두꺼운 옷을 챙겨 입고
아파트 주위를 두세 바퀴 거닌 후 집에 와서 음악을 들으며 하루를 정리하였다.

1. 위의 글을 잘 기억한 뒤, 빈칸을 알맞게 채워보세요.
아침에 일어나서 처음 한 일은→(   ) 입니다.
아침에 산책을 갔다가 만난 친구 이름은→(   )입니다.
점심 먹고 처음 한 일은→(   )입니다.
저녁 식사 후에 한 일은→(   )입니다.

정답) 1번. 국화 화분에 물주기 // 영철 // 소설 읽기 // 아파트주위 두세 바퀴 산책

위쪽에 글자와 연결된 선을 차례대로 따라가 보면, 어떤 단어가 완성되는지 한번 맞춰 보세요.

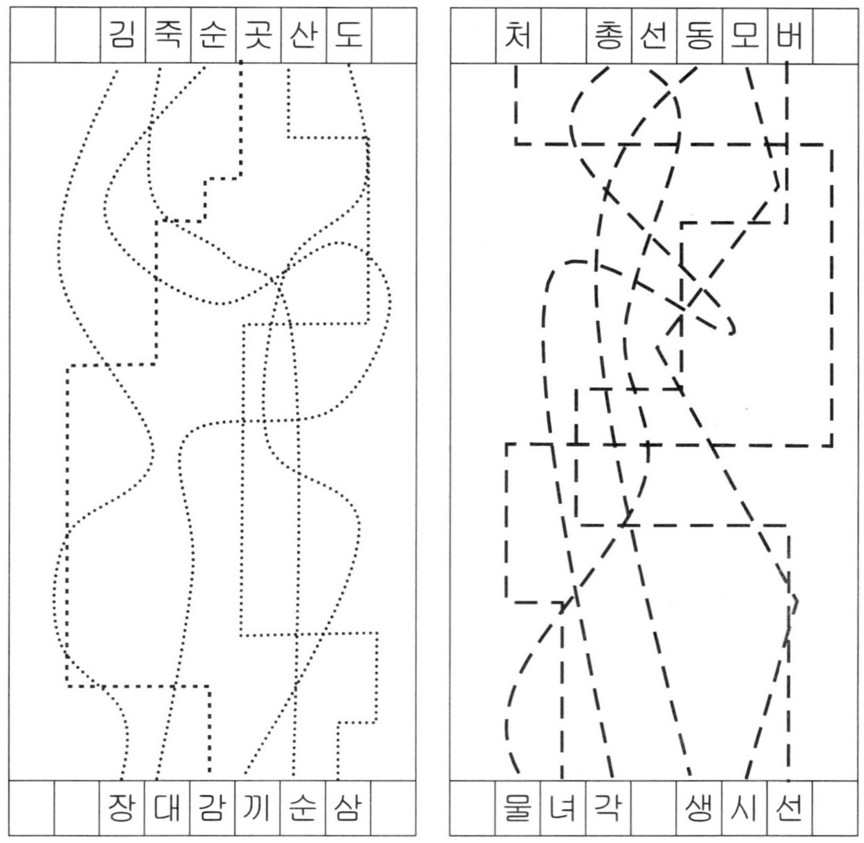

정답) 김장, 죽순, 순대, 곶감, 산삼, 도끼 / 처녀, 총각, 선물, 동생, 모시, 버선

나무의 반쪽만 그려져 있습니다. 선을 기점으로 대칭이 되도록 나머지 반쪽을 그려보세요.

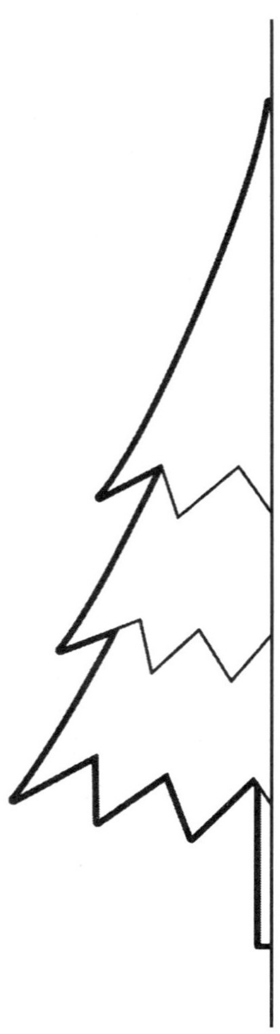

왼손의 번호를 모두 말해보세요.

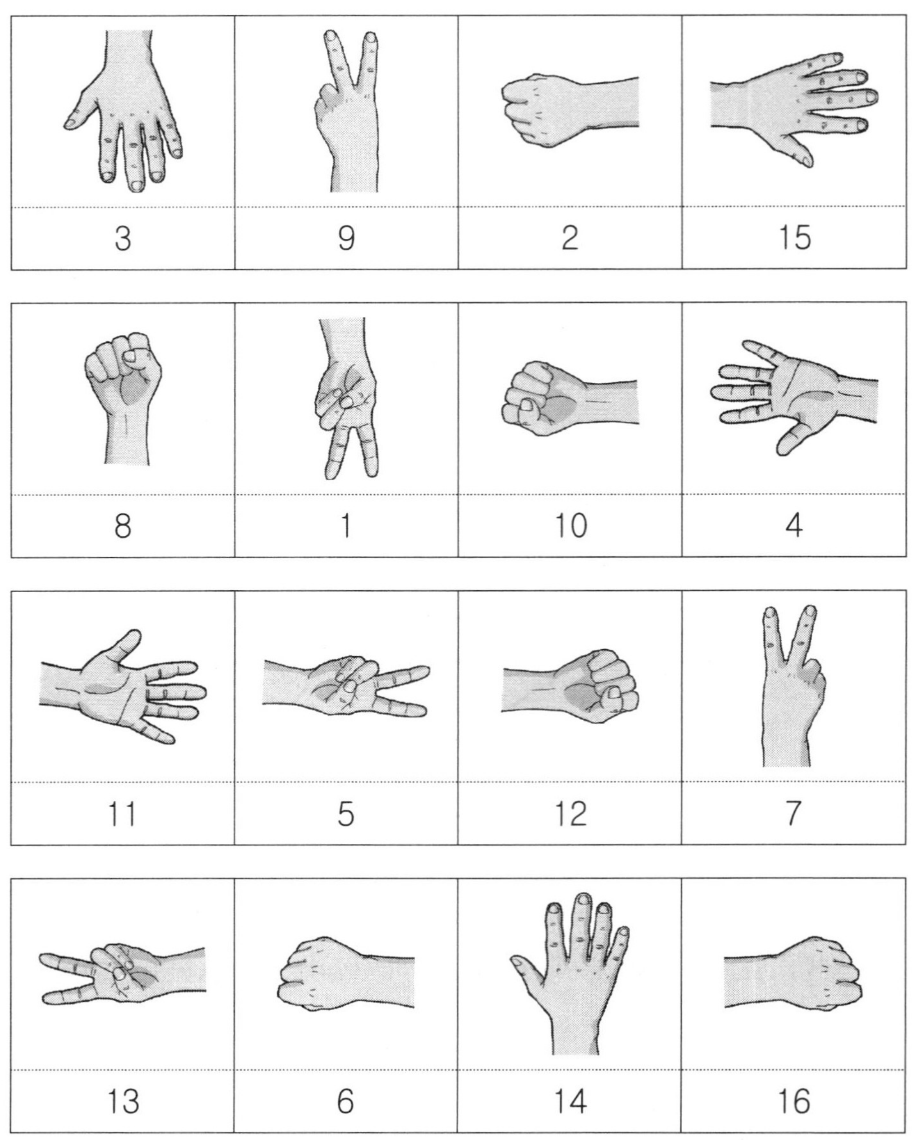

정답) 3, 9, 2, 15, 1, 10, 4, 11, 13, 16

인지훈련 프로그램

_____년 _____월 _____일

연필로 줄을 그어 미로 찾기를 해봅시다. 옆줄에 선이 닿지 않도록 조심하면서!

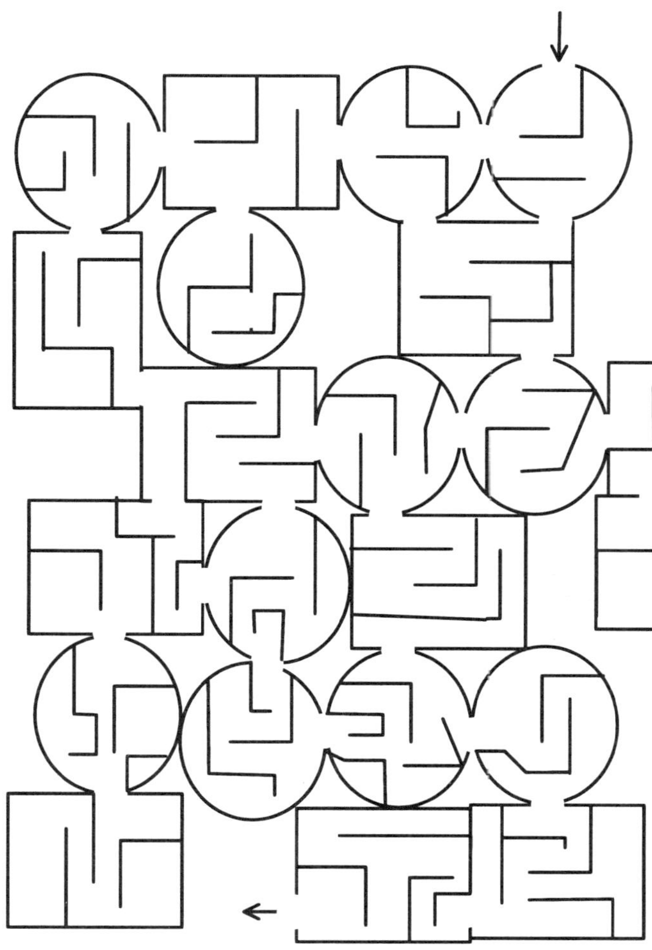

오른손이 가위를 낸 번호를 모두 말해보세요.

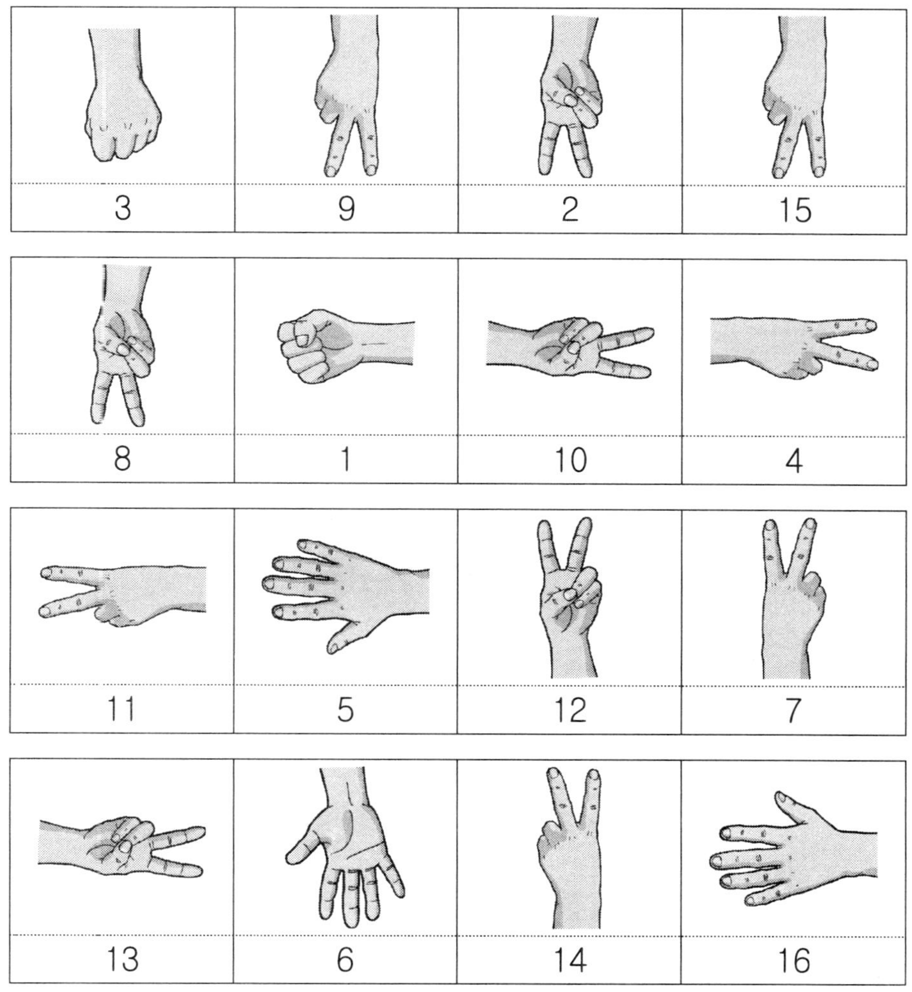

정답) 9, 2, 15, 8, 4, 10, 7, 13

입체도형이 그려져 있습니다. 입체적인 느낌이 잘 표현되도록 그림과 똑같이 그려보세요.

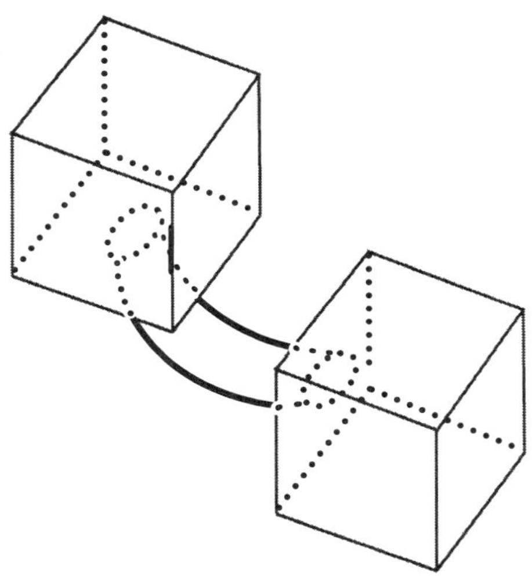

다음의 그림을 잘 보시고 빈 공간에 똑같이 그려보세요.

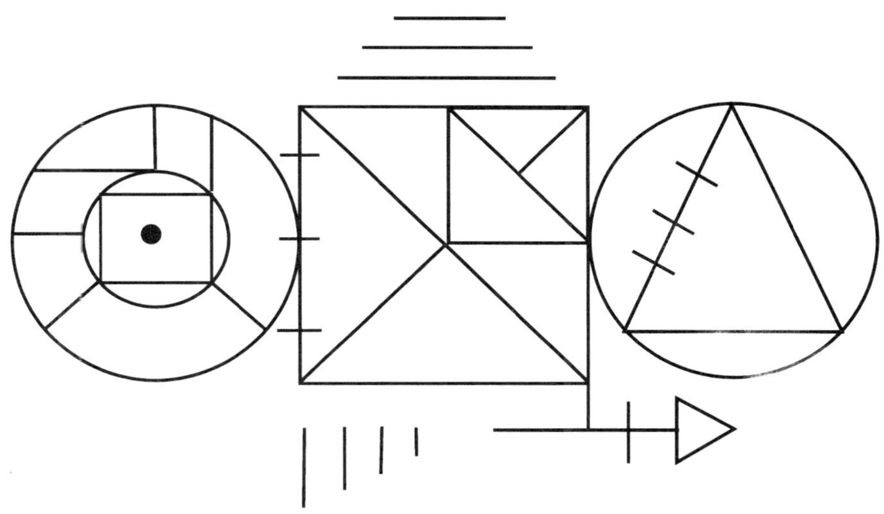

성냥개비를 가지고 아래의 모양과 똑같이 만들어 보세요. 성냥 머리의 방향도 같아야 합니다.

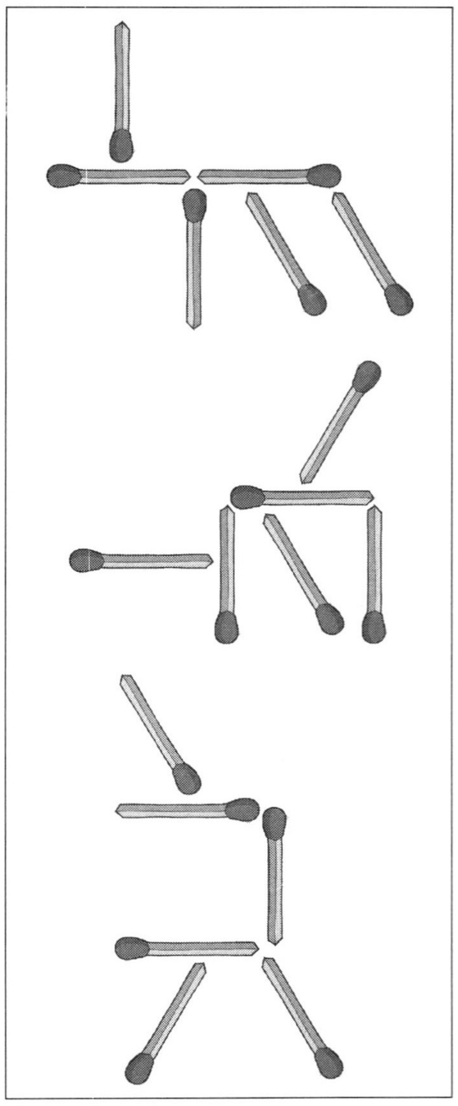

세 가지 그림이 겹쳐져 있네요. 어떤 그림들이 겹쳐져 있는 것일까요?

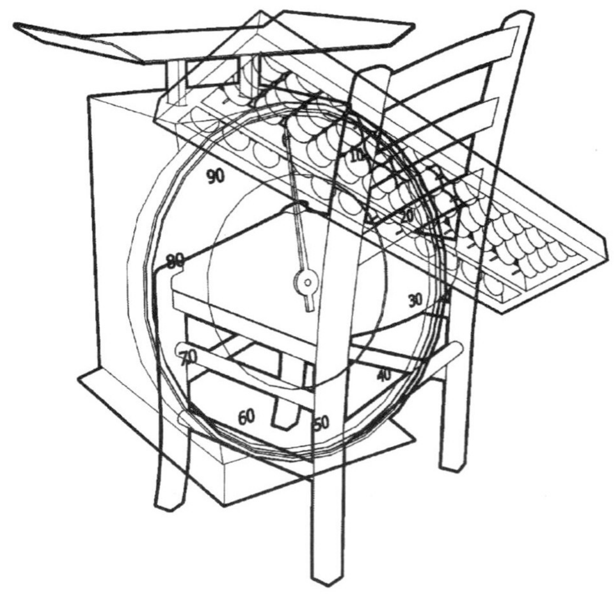

정답) 저울, 주판, 의자

누가 그림위에다 낙서를 해놓았네요. 낙서를 하기 전의 그림과 글은 무엇이었을까요?

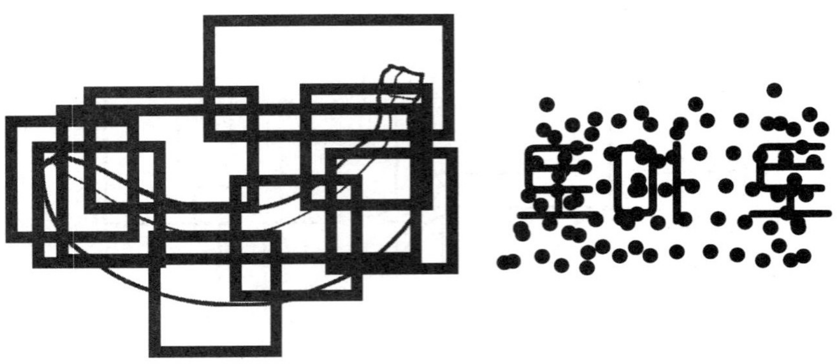

정답) 바나나, 토마토

개구리가 반쪽만 그려져 있습니다. 선을 기점으로 대칭이 되도록 나머지 반쪽을 그려보세요.

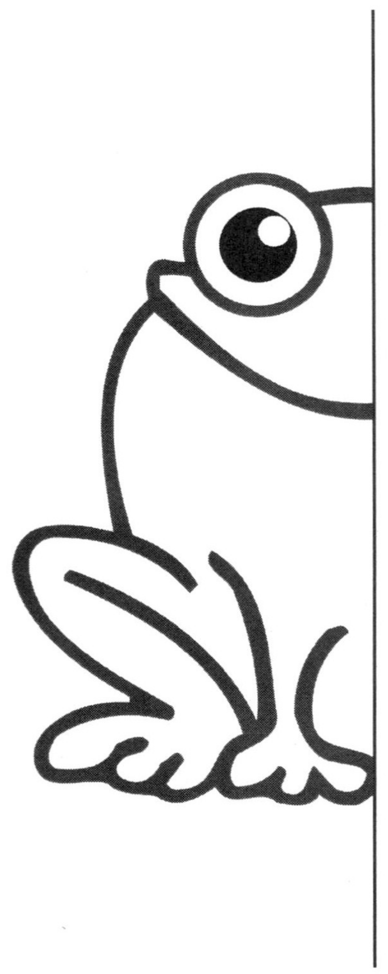

인지훈련 프로그램

＿＿＿＿년 ＿＿＿월 ＿＿＿일

다음 단어로 끝말잇기를 하세요.

1. 장 화 → ___ ___ ___ ___ → ___ ___
   → ___ 량

2. 가 수 → ___ ___ ___ → ___ ___
   → ___ 명

3. 사 진 → ___ ___ ___ ___ → ___ ___
   → ___ 숙

4. 양 배 추 → ___ ___ → ___ ___
   → ___ 성 ___ 성

5. 위 로 → ___ ___ ___ → ___ ___ ___
   → ___ 림

정답) 1. 화룡점정, 정성, 성량 / 2. 수도권, 권투, 투명 / 3. 진수성찬, 찬성, 성숙
4. 추리, 리듬, 듬성듬성 / 5. 로보트, 트렁크, 크림

그림이 여러 조각으로 나뉘어져 있네요. 조각을 모으면 어떤 그림이 될까요?

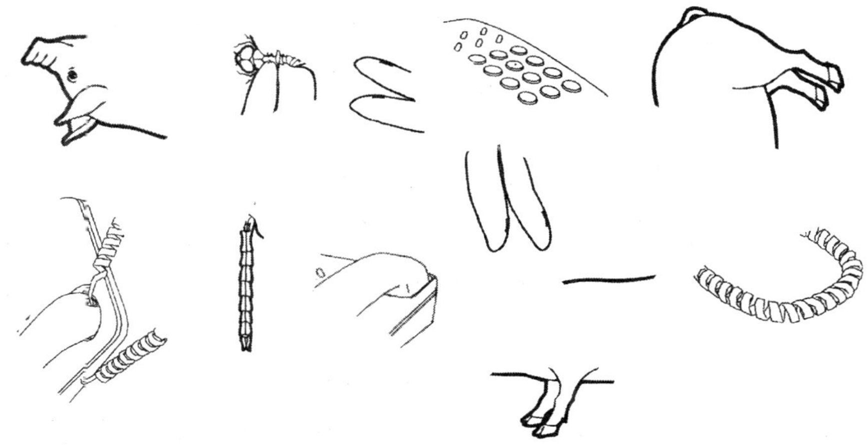

정답) 돼지, 전화기, 잠자리

왼손의 번호를 모두 말해보세요.

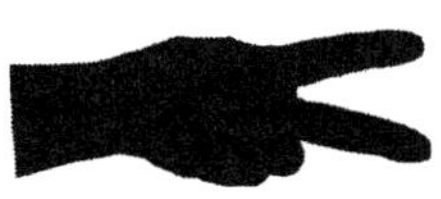	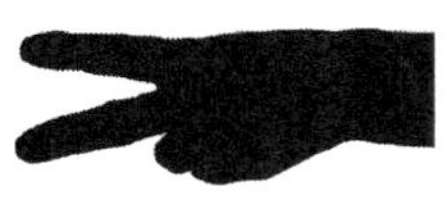
1	2
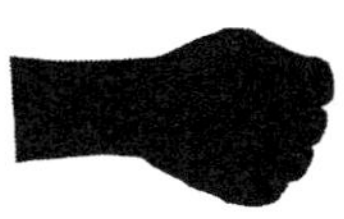	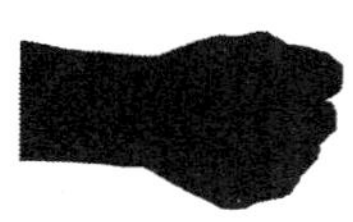
3	4
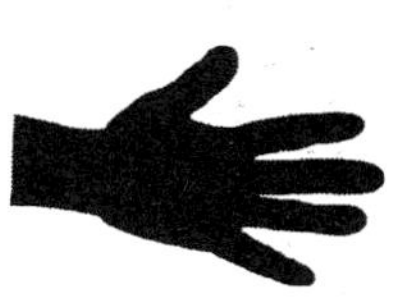	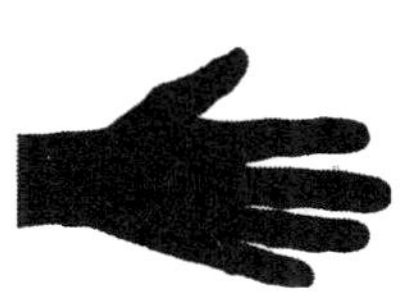
5	6

정답) 1, 2, 4, 5

첫 글자의 모음이 "ㅜ"로 시작하는 단어에는 ○ (예 : ㉾두머리, ㉾가사리) 하면서 4번째 글자의 모음이 "ㅣ"인 단어에는 _밑줄표시를 하세요. (예 : ㉾두머리, 미꾸라지)

우두머리	미꾸라지	귀뚜라미	송두리째	텔레비전
여기저기	하다못해	현대사회	오래오래	딱따구리
불가사리	한꺼번에	왜냐하면	가족소개	경오염
청둥오리	우두커니	시어머니	한가로운	그림지도
고사성어	마포나루	자유주의	소매치기	맨드라미
언제든지	일기예보	백과사전	재빠르다	국무총리
중도하차	일상생활	차근차근	국어사전	엉거주춤

정답) ㅜ : 우두머리, 불가사리, 우두커니, 국무총리, 중도하차, 국어사전
ㅣ:우두머리, 미꾸라지, 귀뚜라미, 여기저기, 딱따구리, 불가사리, 청둥오리, 우두커니, 시어머니, 소매치기, 맨드라미, 언제든지, 국무총리

여러 가지 그림이 겹쳐져 있습니다. 어떤 그림들이 겹쳐져 있는 것일까요?

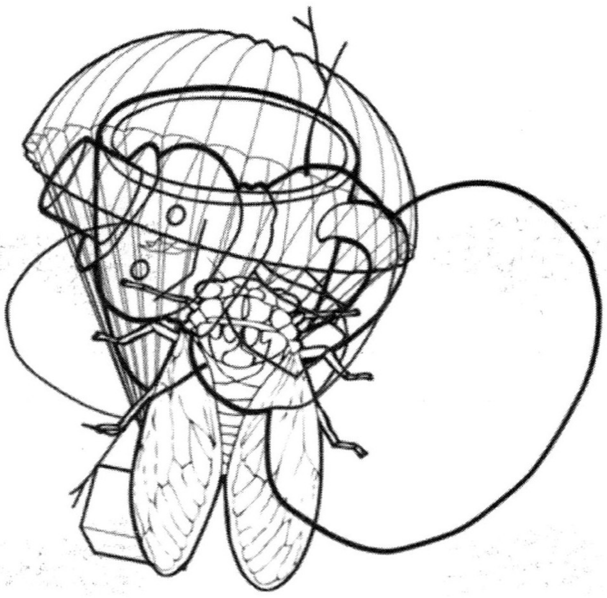

정답) 눈사람, 매미, 귤, 컵, 낙하산

다음 그림을 보면서 이름이 무엇인지 말해보세요. 여러 번 그림 이름을 말해 본 뒤 책을 덮고 어떤 그림이 있었는지 생각해 보세요. 총 15개의 그림이 있습니다. 3번 반복해 보세요.

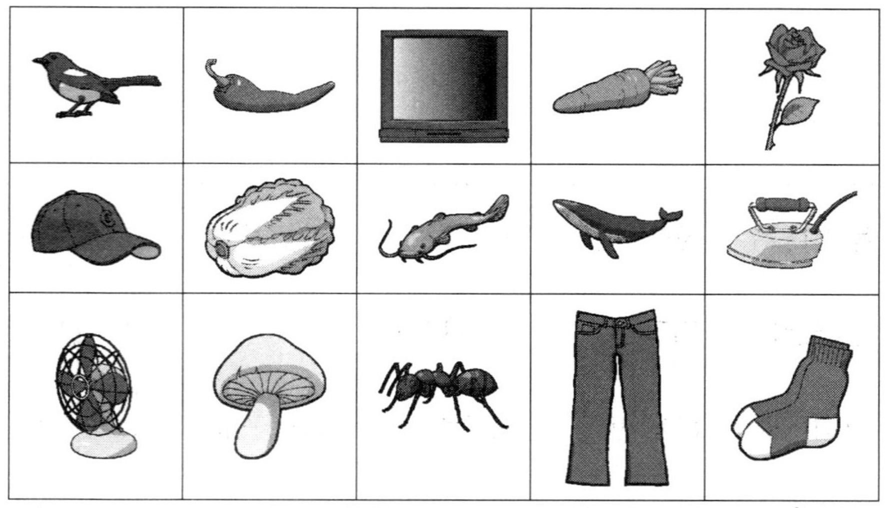

아래에 있는 것들 중에 이제는 없었던 것을 동그라미로 표시해 보세요.

다리미	세탁기	장미	숟가락	모자
양말	쟁반	당근	배추	칼
메기	물방개	가위	텔레비젼	코스모스
저울	선풍기	바지	물개	개미
버섯	상추	고추	잉어	고래
대추	치마	밤	까치	수건

다음의 그림을 잘 보시고 빈 공간에 똑같이 그려보세요.

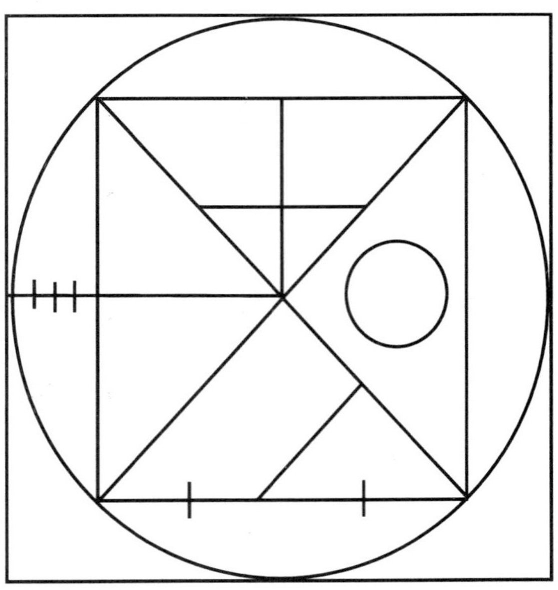

세계 언론에 소개된 토픽 중 진기한 사건들입니다. 기발한 단어가 들어갑니다.

호주에서 사는 40대 남자가 술을 마시고 도로에서 어린이들이 타는 장난감 자동차를 운전하다 음주운전으로 운전면허 (   )를 당했다. 호주 태즈메이니아주 론세스톤에 사는 레온 제임스 리처드슨(41)은 음주 허용치가 넘는 양의 술을 마시고 48cc 모터가 장착된 장난감 자동차를 운전한 혐의로 2년간 면허정지와 함께 1천 호주 달러의 (   )형을 선고받았다.

호주의 뉴사우스 웨일스주에서 재판 중 판사석에 앉아 상습적으로 졸던 (   )가 피고로부터, 고발을 당해 사법위원회에 회부됐다고 오스트레일리안지가 28일 보도했다.

상파울루 시는 시내 모든 은행의 창구에 대해 15분 이상을 손님을 기다리게 하지 않는 (   )을 제정하고, 이를 어길 시 고발조치 하도록 했다.

영국의 정원사들 달팽이 보호법에 격분
영국 정부가 달팽이나 지렁이, 애벌레 등에 대해서도 개나 고양이와 같은 애완(   )에 준하는 보호를 제공하도록 하는 동물보호법 개정안을 마련, (   )들의 집단적인 반발을 사고 있다.

정답) 정지, 벌금, 판사, 법, 견, 정원사

인지훈련 프로그램

_____년 _____월 _____일

다음의 그림을 잘 보시고 빈 공간에 똑같이 그려보세요.

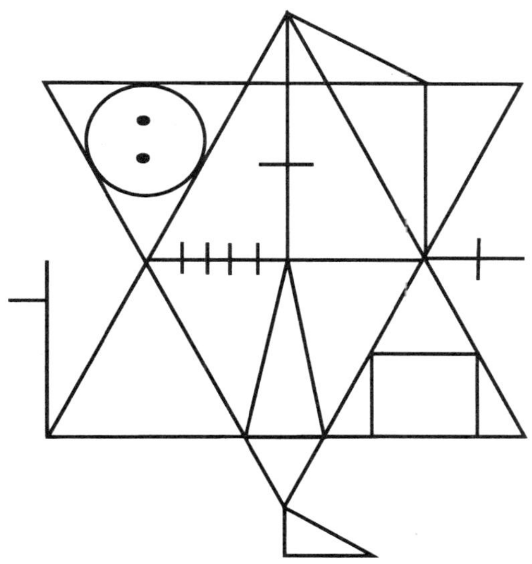

다음은 무엇의 그림자일까요? 한번 맞춰 보세요.

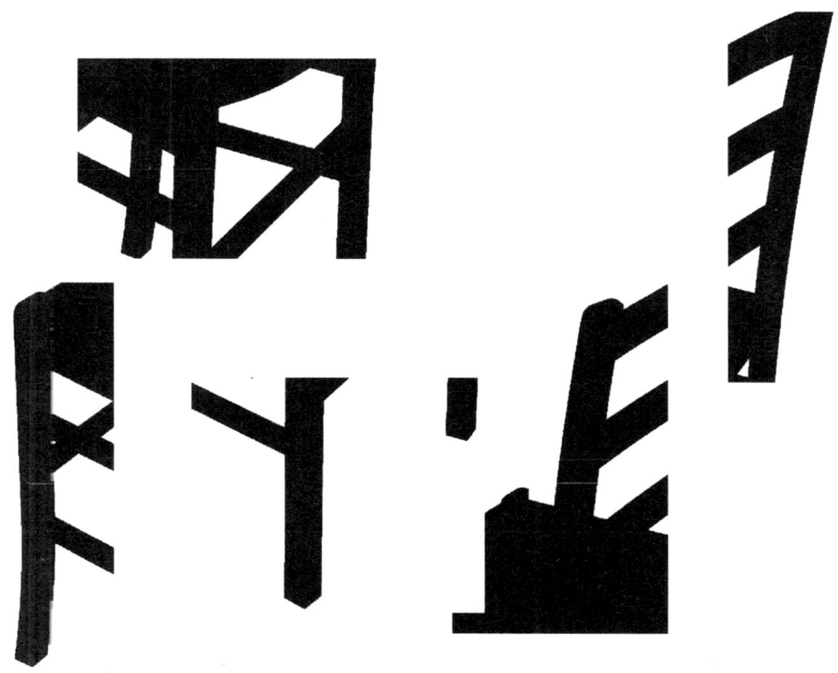

정답) 의자

다음 단어로 끝말잇기를 하세요.

1. 자　신 → ___ ___ → ___ ___
   → ___ 루
2. 나　팔 → ___ ___ ___ ___ → ___ ___
   → ___ 랑
3. 개　척 → ___ ___ → ___ ___ ___
   → ___ 심
4. 우　주 → ___ ___ → ___ ___ ___
   → ___ 정
5. 분　야 → ___ ___ → ___ ___ ___ ___
   → ___ 물

정답) 1. 신비, 비밀, 밀가루 / 2. 팔방미인, 인사, 사랑 / 3. 척도, 도서관, 관심
4. 주소, 소설가, 가정 / 5. 야외, 외유내강, 강물

다음은 발음하기 어려운 문장들입니다.
각 문장들을 5회 연속하여 빠르고 정확하게 발음해보세요.
그리고 각 문장을 외워서 정확하게 발음해 보세요.

1. 다국적 기업이 다각적 통화 상태 협정의 다각적 결제로 다각 무역을 하며 단독국의 단순 상품생산은 단순 승인으로 담보 청구권의 담보 책임을 답습하였다.

2. 담임선생님의 담당과목은 화학과목이고 담임 닮은 담임선생님의 단골집 닭은 주인은 닭장에서 닭 모이 주는 것이 그의 취미이다.

3. 앞 집 팥죽은 붉은 팥 팥죽이고 , 뒷집 콩죽은 햇콩단콩 콩죽, 우리집 깨죽은 검은깨 깨죽인데 사람들은 햇콩 단콩 콩죽 깨죽 죽 먹기를 싫어하더라.

4. 대공원의 봄 벚꽃 놀이는 낮 봄 벚꽃놀이보다 밤 봄 벚꽃놀이니라.

세 가지 그림이 겹쳐져 있네요. 어떤 그림들이 겹쳐져 있는 것일까요?

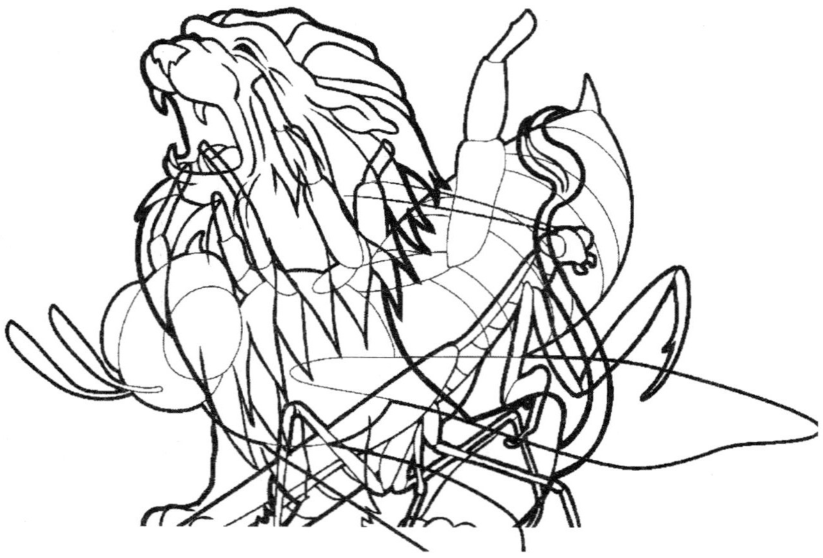

정답) 사자, 벌, 사마귀

다음 글자로 속담을 맞춰보세요.
검은색이 칠해진 칸의 글자를 유추하며, 속담 전체를 적어보세요.

1.

배		배		이		크	

2.

	밥		도		리

정답) 배보다 배꼽이 더 크다. / 개밥에 도토리

입체도형이 그려져 있습니다. 입체적인 느낌이 잘 표현되도록 그림과 똑같이 그려보세요.

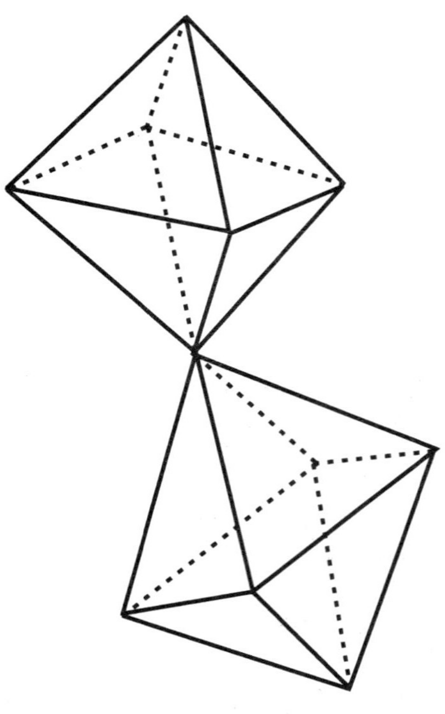

올림픽의 상징인 오륜기는 원이 겹쳐져 있습니다. 무엇이 아래에 있고 위에 있는지 주의하면서 빈 공간에 똑같이 그려보세요.

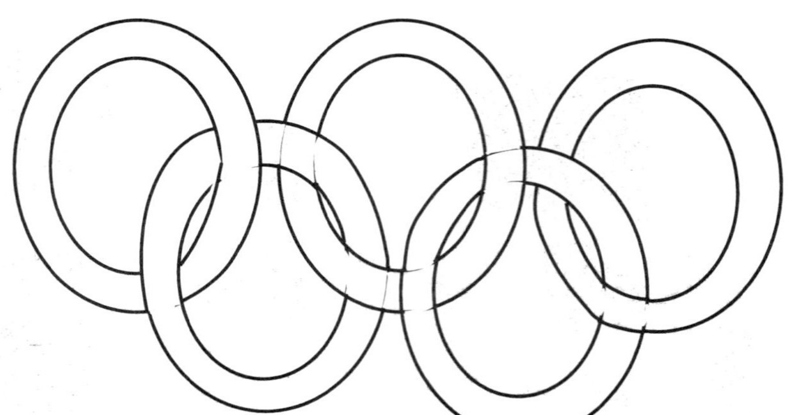

인지훈련 프로그램

_______년 _____월 _____일

그림들이 겹쳐져 있습니다. 무엇이 아래에 있고 위에 있는지 주의하면서 빈 공간에 똑같이 그려보세요.

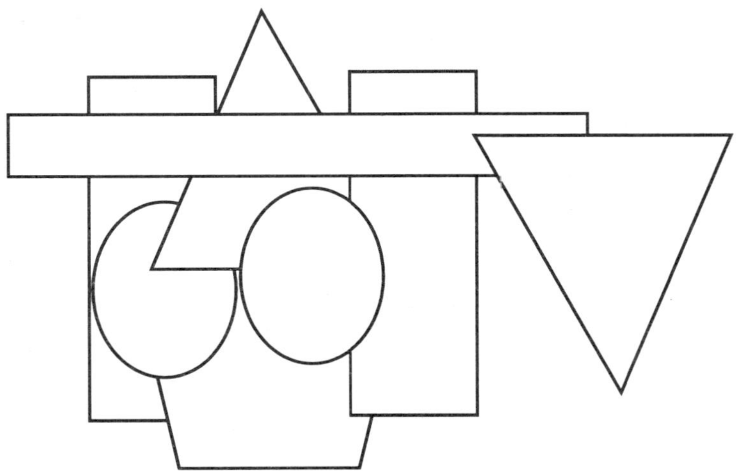

삼면이 바다이면서 사계절이 뚜렷한 우리나라는 그 경치가 아름다워 금수강산이라고도 합니다. 여유가 생기면 한번쯤 계획해 볼만한 전국 일주 여행은 학창 시절 누구나 한번쯤 가져 봤을 겁니다. 지금은 도로나 항공 수단 등의 교통사정이 좋아져 다양한 코스로 여행일정을 잡을 수 있습니다. 아래에 소개된 여행 상품에 따라 선을 연결하면서 계획을 세워보세요.

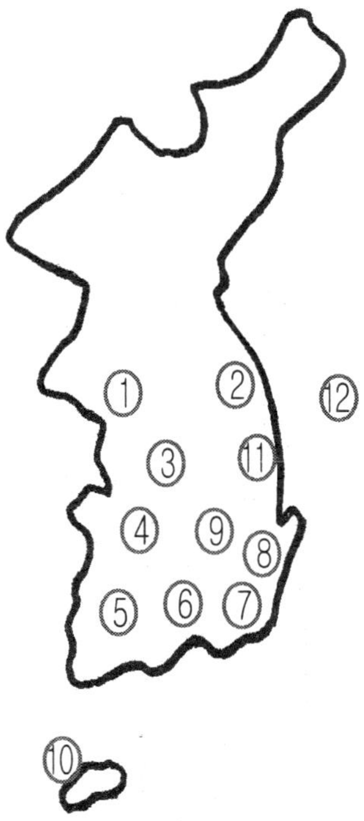

전국 일주: 6박 7일
1-3-4-5-10-6-7-8-9-11-12-2

동해안 일주: 3박 4일
1-2-11-12-8-9-1

남해안 일주: 4박 5일
1-10-5-6-7-8-1

서해안 일주: 2박 3일
1-3-4-5-6-3-1

1. 서울	7. 부산
2. 강릉	8. 경주
3. 대전	9. 대구
4. 전주	10. 제주
5. 광주	11. 울진
6. 진주	12. 울릉도

1. 남해안 일주를 할 때 거치는 도시이름을 기억해 보세요.
2. 위에 언급된 도시 이름은 12가지입니다. 기억해 보세요.

정답) 1. 제주, 광주, 진주, 부산, 경주
　　2. 서울, 부산, 강릉, 경주, 대전, 대구, 전주, 제주, 광주, 울진, 진주, 울릉도

다음은 계모임에 참석한 후 간단하게 기술한 일기의 한 부분입니다. 잘 보시고 아래의 물음에 답해 주십시오.

봄을 재촉하는 부슬 비가 내리는 3월의 어느 날 친구들의 계모임이 있는 식당으로 갔다. 약속 시간은 8시였지만 먼저 온 친구들은 배가 너무 고프다며 음식을 주문하고 있었다. 대학에 들어가는 자식들 안부 건강에 대한 주제로 시끌벅적 하였다. 초등학교 때의 한 친구는 요즘 너무 시간이 빨리 간다고 걱정을 하였고, 다른 친구는 기억력이 나빠질수록 시간은 더 빨리 간다며 건강을 조심하라고 충고를 하였다. 9시가 되어서야 회의를 시작하였고 시간이 빨리 간다던 친구가 차기 회장으로 뽑혔다.
내년에는 산행, 체육대회 등 건강과 관련된 행사를 많이 하기로 하였고 월 회비는 오천원에서 만원으로 인상하기로 하였다.
늦게 온 친구도 있고 마저 못한 이야기에 대한 아쉬움도 있어 근처의 호프집에서 2차를 하였다.
이것저것 다 마치고 나니 벌써 시간은 11시를 향하고 있었다. 아쉬움을 남기고 버스를 타고 집에 도착한 시간은 11시 반, 이렇게 친구들과 만나면 옛날 생각이 많이 난다. 다음 달 모임은 산행을 겸하기로 하였다. 그때까지 다들 건강한 모습으로 만날 수 있기를 기대해 본다.

1. 위의 글을 잘 기억한 뒤, 각각의 날에 예정되어 있는 일과를 알맞게 채워 보세요.

계모임은 (　)달에 열렸다.　　약속 시간은? (　)시
오름 월 회비는? (　)원　　2차로 간 곳은? (　)
무엇을 타고 집에 갔나요? (　)　　집에 도착한 시간은? (　)시 (　)분

정답) 1번. 3월, 8, 만, 호프집, 버스, 11, 30

맛있는 가지볶음 요리법이 나와 있습니다. 두 요리법을 비교하여 다른 부분을 찾아 동그라미 쳐 보세요.
(답, 9 부분이 다릅니다.)

가지볶음

재료 : 가지 1개, 실파 3뿌리, 붉은 고추 $\frac{1}{2}$개, 양파 4개, 다진 마늘 $\frac{1}{2}$큰술, 소금, 참기름 약간씩, 식용유 2개
열량 : 50kal
요리시간 : 약 20분

조리법
1. 가지를 적당히 썰어 소금물에 담가 절인다.
2. 양파와 같은 크기로 가지를 채 썬다.
3. 가지의 숨이 죽으면 물기를 제거한다.
4. 씨를 제거한 붉은 고추와, 실파를 잘게 썬다.
5. 팬에 먼저 마늘을 넣고 볶다가 가지, 양파를 넣어 볶는다.
6. 불을 끈 상태로 실파, 붉은 고추를 참기름으로 버무린다.

주의 : 가지는 소금에 절인 후 물을 충분히 짜주어야 하고, 너무 많이 볶지 않아야 씹는 맛이 살아있다.

가지볶음

재료 : 가지 1개, 실파 3뿌리, 붉은 고추 $\frac{1}{2}$개, 양파 $\frac{1}{4}$개, 다진 마늘 $\frac{1}{2}$큰술, 소금, 참기름 약간씩, 식용유 2큰술
열량 : 50kcal
조리시간 : 약 20분

조리법
1. 가지를 적당히 썰어 소금물에 담가 절인다.
2. 가지와 같은 크기로 양파를 채 썬다.
3. 씨를 제거한 붉은 고추와, 실파를 잘게 썬다.
4. 가지의 숨이 죽으면 물기를 제거한다.
5. 팬에 먼저 마늘을 넣고 충분히 볶다가 양파, 가지를 넣어 볶는다.
6. 불을 끈 상태로 실파, 붉은 고추를 넣어 참기름으로 버무린다.

주의 : 가지는 소금에 절인 후 물을 충분히 짜주어야 하고, 너무 많이 볶지 않아야한다.

정답) 양파 $\frac{1}{4}$, 2큰술, 가지와 가지를, 3, 4의 순서 바뀜, 충분히, 양파, 가지, 넣어, 씹는 맛이 살아있다.

여러 가지 그림이 겹쳐져 있습니다. 어떤 그림들이 겹쳐져 있는 것일까요?

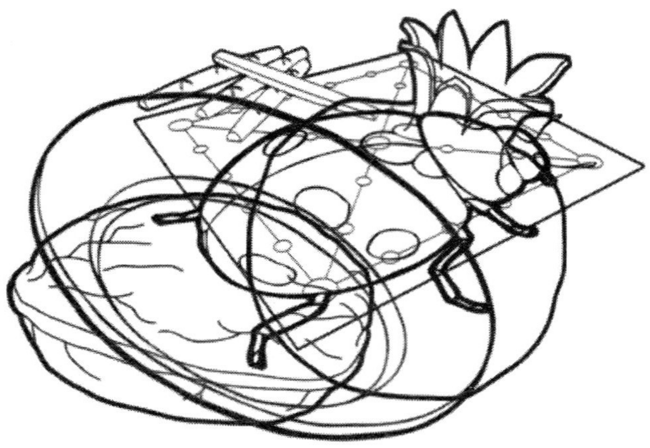

정답) 접시, 윷놀이, 무당벌레, 석류, 호두

다음 단어로 이야기를 만들어보세요.
단어의 순서는 상관없으며, 보기의 단어를 모두 사용하세요.
그리고 사용한 단어를 기억해보세요.

작가	마음	티셔츠	모자	보라
확인	상쾌한	버스	바위	가족

동그라미, 세모, 네모가 뒤죽박죽으로 섞어져 있어요. 같은 모양끼리 모아 재배열하면 속담이 완성됩니다. 어떤 속담인지 맞춰보세요.

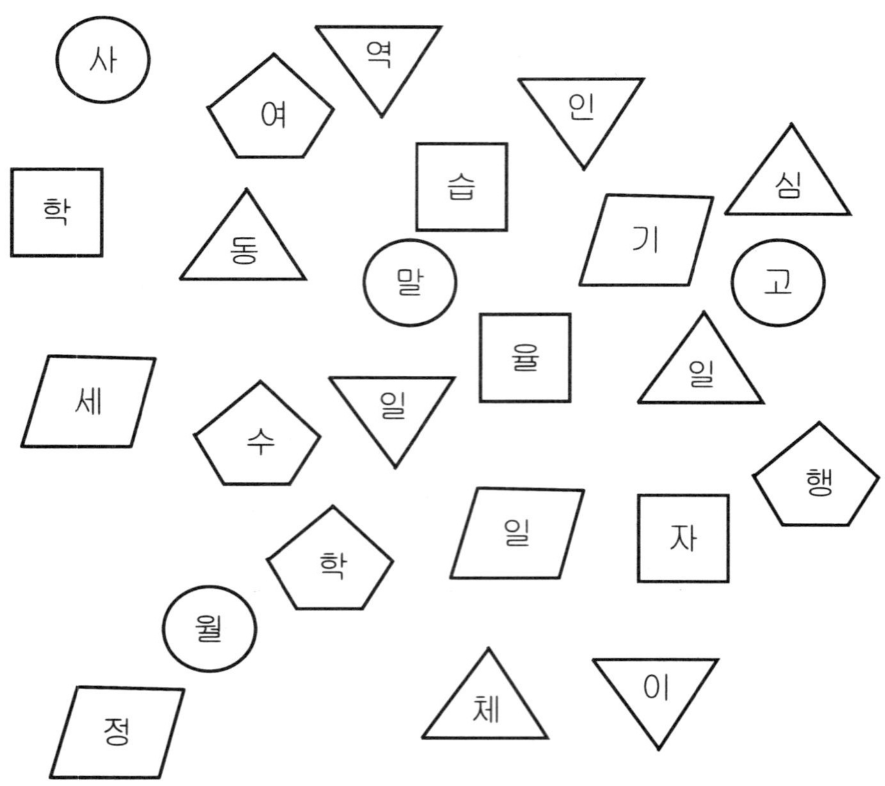

정답) 정기세일, 일심동체, 수학여행, 자율학습, 일인이역, 월말고사

입체도형이 그려져 있습니다. 입체적인 느낌이 잘 표현되도록 그림과 똑같이 그려보세요.

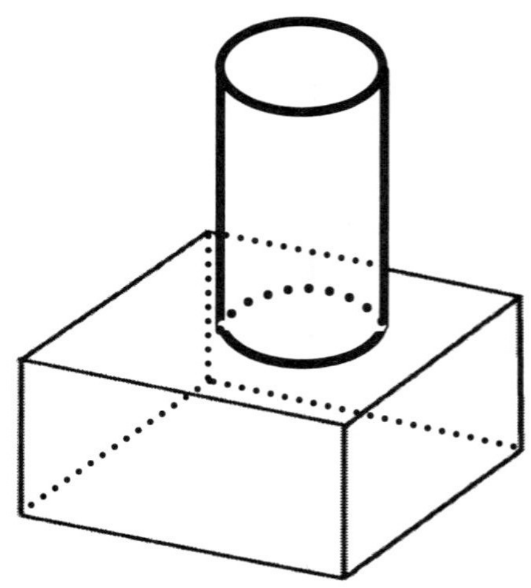

인지훈련 프로그램

_____년 _____월 _____일

돼지의 반쪽만 그려져 있습니다. 선을 기점으로 대칭이 되도록 나머지 반쪽을 그려보세요.

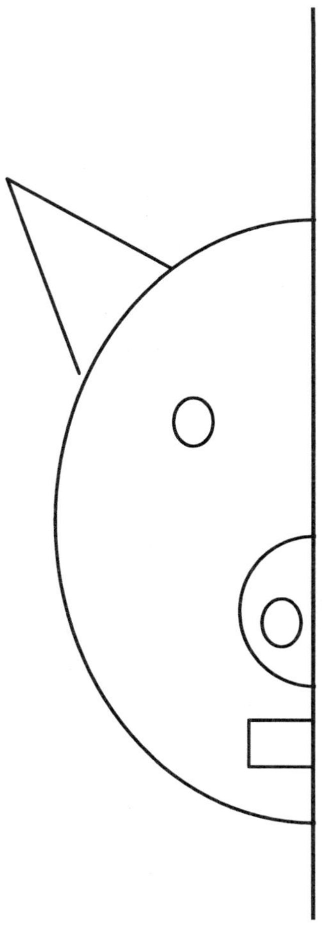

같은 모양의 무늬가 나열되어 있습니다. 지워진 부분이 옆의 무늬와 같아지도록 채워 넣으세요.

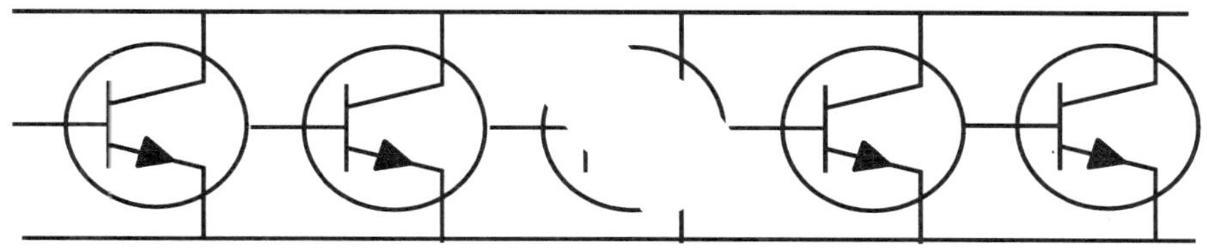

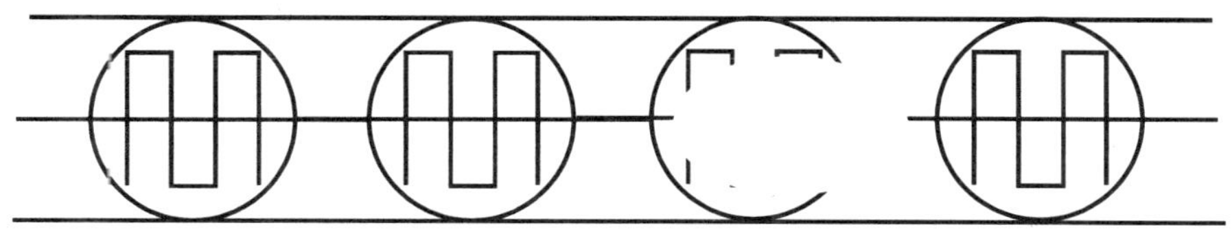

다음 단어로 이야기를 만들어보세요.
단어의 순서는 상관없으며, 보기의 단어를 모두 사용하세요.
그리고 사용한 단어를 기억해보세요.

새벽	바이올린	고기	우산	연필
바나나	레스토랑	만족한	구름	얼굴

....

....

....

....

....

....

....

....

....

....

....

....

다음 겹쳐진 글자가 있습니다. 서로 맞는 글자에 줄을 그어보세요.

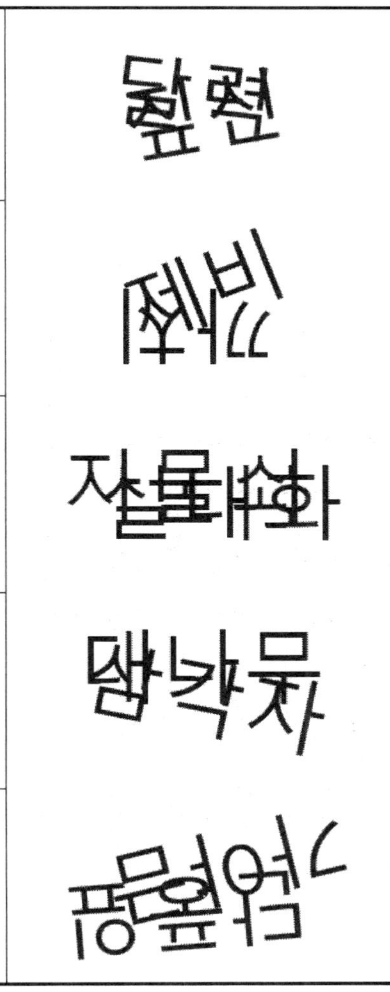

제비 •	• 달력
짚신 •	• 실내화
까치 •	• 가야금
자물쇠 •	• 단풍잎
대나무 •	• 삼각자

다음은 무엇의 그림자일까요? 한번 맞춰 보세요.

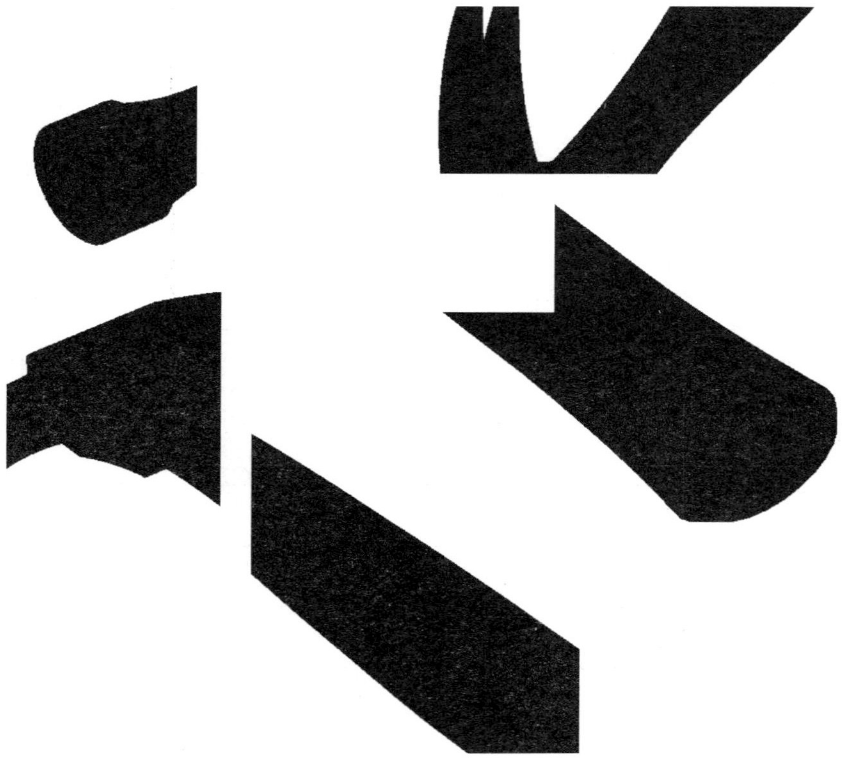

정답) 망치

친구 생일 선물을 사기 위해 상점에 갑니다. 가는 길에 숫자가 쓰여 있네요. 상점까지 줄을 그으며 가 봅시다.
(주의! 벽에 선이 닿지 않도록 하세요.)

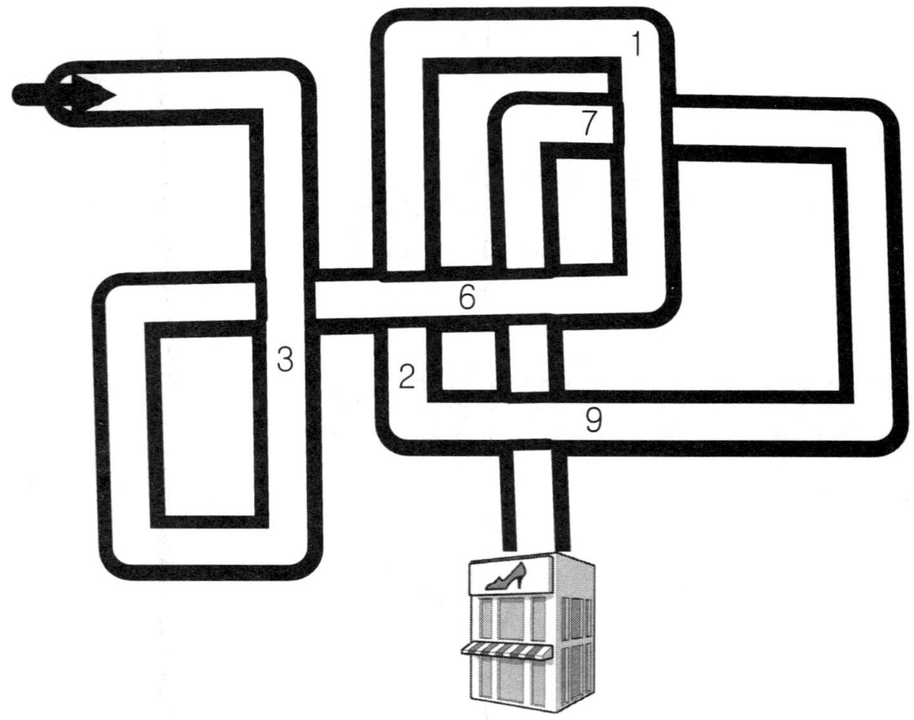

1. 길에 있는 숫자는?

2. 역순으로 외워보세요

정답) 3, 6, 1, 2, 9, 7 / 7, 9, 2, 1, 6, 3

아래의 표에는, 다섯 가지 범주에 속하는 단어들이 각각 5개씩 제시가 되어 있습니다.
각 범주에 해당하는 단어들을 순서대로 외워 보세요.
다 외웠으면 아래의 빈칸에 한번 채워 보도록 합시다.
다 못 외우셨다면, 다 외울 수 있을 때까지 반복해 보세요.

곤충	꽃	나무	새	악기
개미	나팔꽃	단풍나무	공작새	나팔
거미	카네이션	대나무	까치	피아노
나비	코스모스	소나무	독수리	가야금
매미	해바라기	은행나무	비둘기	장구
메뚜기	장미	전나무	제비	바이올린

곤충	꽃	나무	새	악기

성냥개비를 가지고 아래의 모양과 똑같이 만들어 보세요.
성냥 머리의 방향도 같아야 합니다.

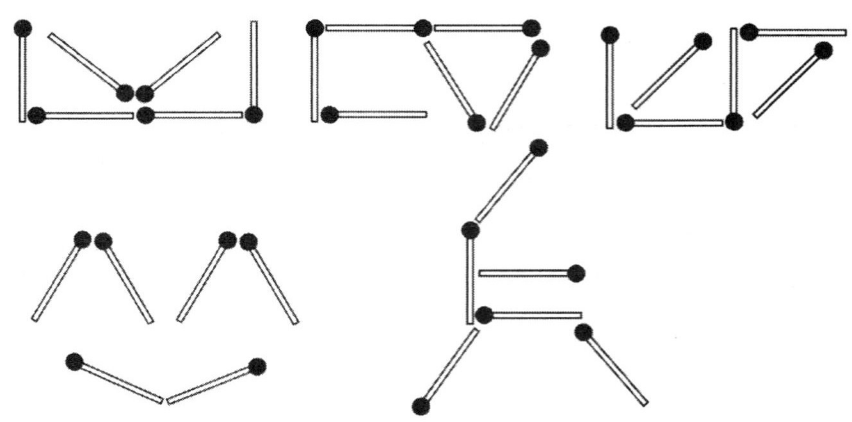

인지훈련 프로그램

_______년 _____월 _____일

아름다운 데이트 방법을 소개해 드립니다. 적당한 단어를 찾아 넣으세요.

1. 연인과의 통화 내용만 메모하는 (   )를 따로 준비한다.
2. 이름으로 예쁜 도장을 새겨 준다.
   "이담에 쓸 일이 생길거야. 이를테면 혼인(   )에.."
3. (   )눈 오는 날 연인에게 첫번째 전화를 건다.
4. (   )를 바꿔 찬다. 서로의 시간을 저당 잡힌다.
5. 아무 (   ) 없이 연인 집 앞이나 학교 앞 앞에서 무턱대고 기다린다.
6. 가로등 아래서 멋지게 포옹하기. (   ) 속 주인공들 빰칠 정도로.
7. 꼭 만나야 맛인가? (   ) 데이트를 한다.
8. (   )를 걸어, 아무 말 없이 그가 평소에 좋아하던 음악을 들려준다.

정답) 노트, 신고, 첫, 시계, 약속, 영화, 전화

다음 그림을 보면서 이름이 무엇인지 말해보세요. 여러 번 그림 이름을 말해 본 뒤 책을 덮고 어떤 그림이 있었는지 생각해 보세요. 총 15개의 그림이 있습니다. 3번 반복해 보세요.

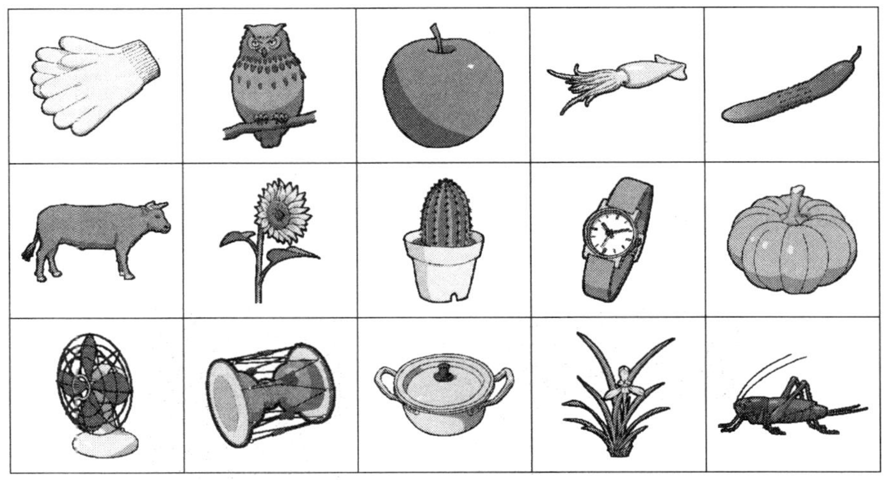

아래에 있는 것들 중에 있었던 것을 동그라미로 표시해 보세요.

에어콘	장갑	소나무	문어	소
오이	참외	해바라기	밥통	선풍기
매미	부엉이	갈매기	오징어	양파
손목시계	전구	하모니카	호박	오이
난초	염소	사과	쑥갓	냄비
선인장	파리	장구	귀뚜라미	연꽃

1, 가, A, 2, 나, B, 3, 다, C 순서대로 눈을 따라 움직여 보세요.

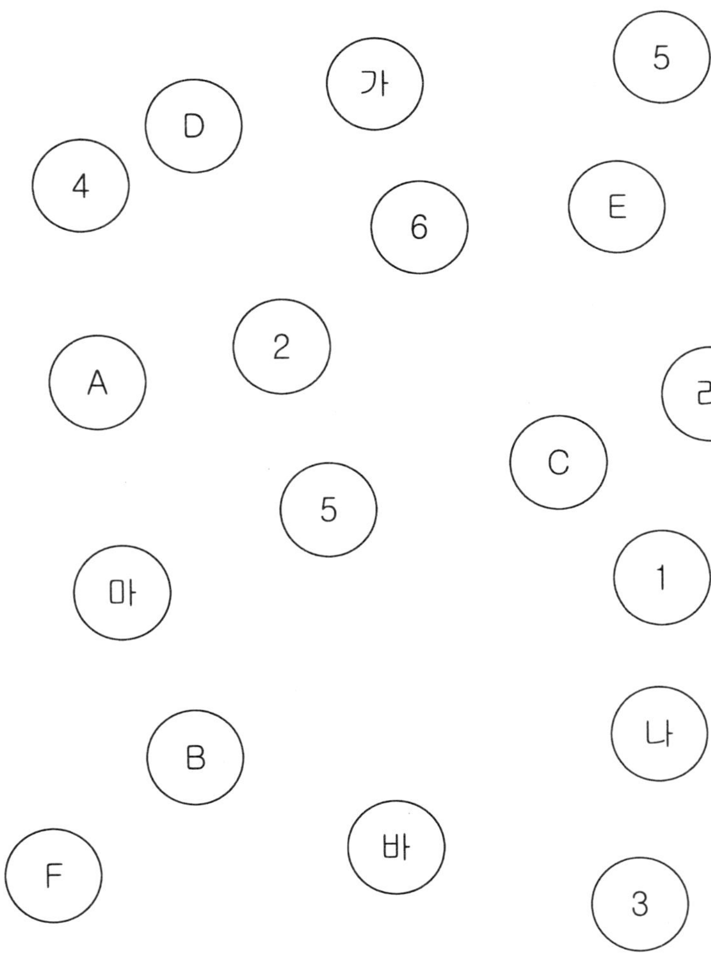

아래 지도를 잘 보고 다음 지시에 답해 보세요.
(연필로 줄을 치면서 보세요)

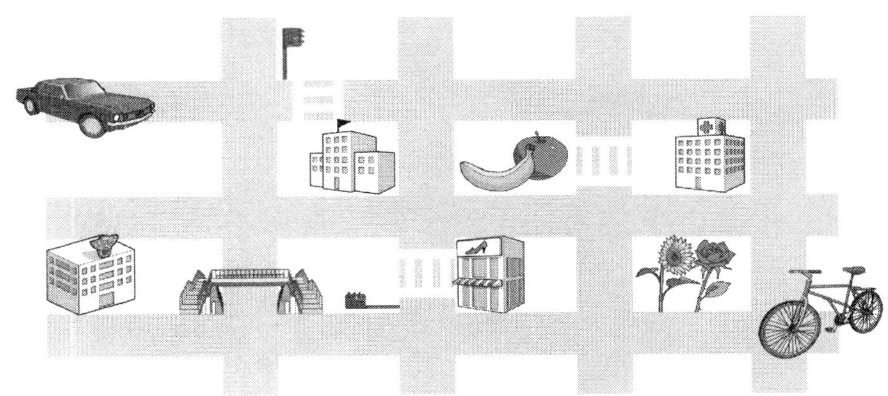

자전거를 타고 갑니다. 먼저 꽃가게에 들러 꽃을 사세요. 두 번째 사거리에서 우회전 → 오른편에 있는 상점에 들러 구두를 삽니다. 사거리에서 좌회전 → 오른편에 있는 건물에 드착

1. 도착한 건물은 무엇입니까?
2. 내용을 잘 기억한 뒤, 다음 빈칸을 채워 넣어보세요.
   자전거를 타고 갑니다. 먼저 (   )에 들러 (   )을 사세요. 두 번째 사거리에서 (   ) → 오른편에 있는 상점에 들러 (   )를 삽니다. 사거리에서 좌회전→ 오른편에 있는 건물에 도착

정답) 1. 학교 / 2. 꽃가게, 꽃, 우회전, 구두

다음 단어로 이야기를 만들어보세요.
단어의 순서는 상관없으며, 보기의 단어를 모두 사용하세요.
그리고 사용한 단어를 기억해보세요.

회색	목도리	장농	체조	참외
겨울	즐거운	소파	눈	나비

....

....

....

....

....

....

....

....

....

....

....

....

다음 단어로 끝말잇기를 하세요.

1. 남　매 → ___ ___ ___ → ___ ___ ___
   → ___ ___ 널
2. 형　제 → ___ ___ ___ → ___ ___
   → ___ 토
3. 결　혼 → ___ ___ → ___ ___ → ___ 양
4. 고　모 → ___ ___ → ___ ___ → ___ 안
5. 할아버지 → ___ ___ → ___ ___ → ___ 절

정답) 1. 매스컴, 컴퓨터, 터미널 / 2. 제과점, 점검, 검토 / 3. 혼자, 자석, 석양
4. 모범, 범위, 위안 / 5. 지층, 층계, 계절

친구 생일 선물을 사기 위해 상점에 갑니다. 가는 길에 숫자가 쓰여 있네요. 상점까지 줄을 그으며 가 봅시다.
(주의! 벽에 선이 닿지 않도록 하세요.)

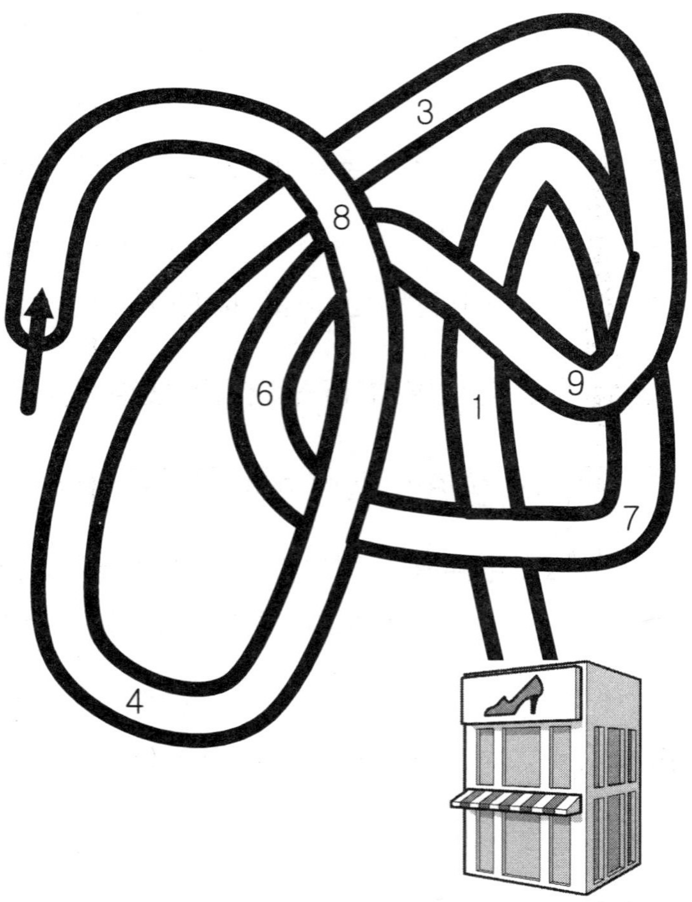

1. 길에 있는 숫자는?

2. 역순으로 외워보세요

정답) 8, 4, 3, 9, 6, 7, 1 / 1, 7, 6, 9, 3, 4, 8

가로, 세로 힌트를 잘 보고 낱말퍼즐을 완성해 보세요.

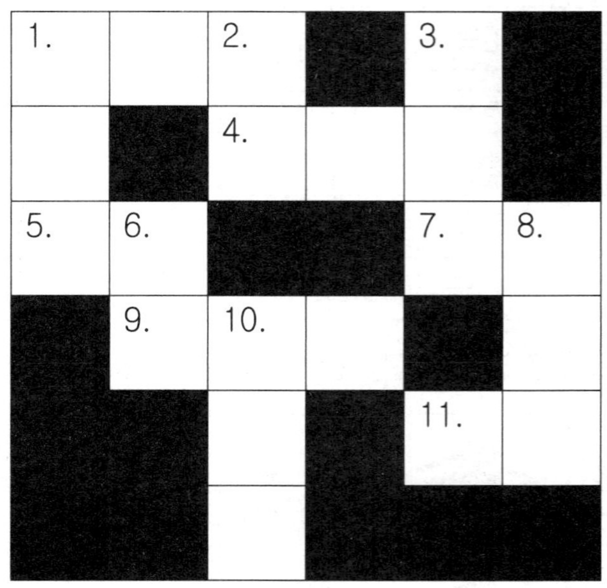

가로> 1. 지하로 다니는 철도
4. 인삼과 같이 긴 뿌리를 고추장에 무채 먹는 야채로 민요에도 자주 나오는 것은
5. 손과 얼굴을 닦을 때 사용하는 생활용품
7. 무엇을 태울 때 나오는 흰색의
9. 소가 끌고 가는 운반기구
11. 하동에서 유명한 기호식품

세로> 1. 땅속 깊은 곳에서 퍼 올리는 물
2. 기차가 다니는 길
3. 제주도 서귀포에서 유명한 폭포
6. 할 일 없이 불량한 행동을 하는 사람
8. 기차를 끌고 가는 동력차
10. 수학에서 곱하기에 사용되는 중요한 셈 방법

정답) 가로> 1. 지하철 / 4. 도라지 / 5. 수건 / 7. 연기 / 9. 달구지 / 11. 녹차
세로> 1. 지하수 / 2. 철도 / 3. 천지연 / 6. 건달 / 8. 기관차 / 10. 구구단

인지훈련 프로그램

_____년 _____월 _____일

다섯 가지 그림이 겹쳐져 있네요. 어떤 그림들이 겹쳐져 있는 것일까요?

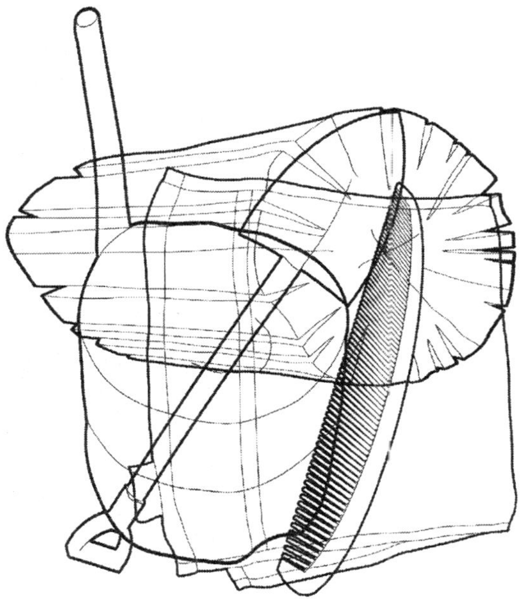

정답) 멧돌, 수건, 빗, 숯, 삽

다음 단어로 이야기를 만들어보세요.
단어의 순서는 상관없으며, 보기의 단어를 모두 사용하세요.
그리고 사용한 단어를 기억해보세요.

사과	햄버거	하품	컵	밤
불독	불안한	전화기	머리	바람

....

....

....

....

....

....

....

....

....

....

....

....

다음 그림을 보면서 이름이 무엇인지 말해보세요. 3번 그림 이름을 말해 본 뒤 책을 덮고 어떤 그림이 있었는지 생각해 보세요. 총 15개의 그림이 있습니다. 3번 반복해 보세요.

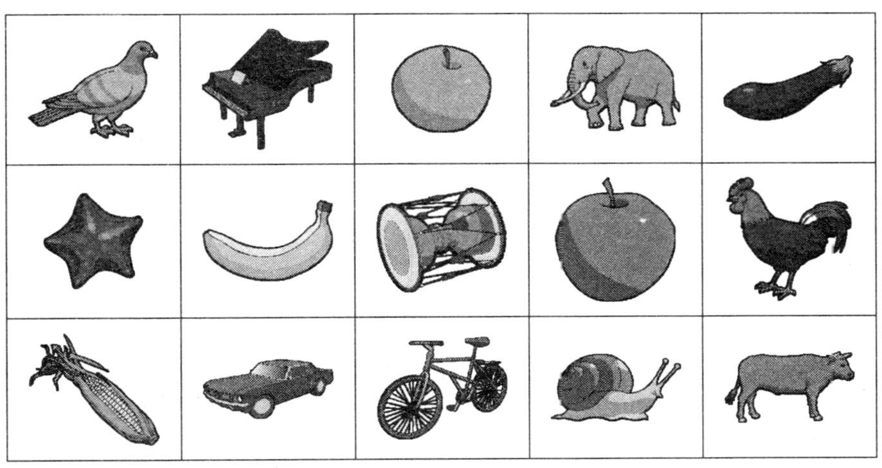

아래에 있는 것들 중에 있었던 것을 동그라미로 표시해 보세요.

바나나	조개	낙타	코끼리	피아노
단소	달팽이	손수건	배	양
가지	구두	비둘기	볼펜	자동차
오토바이	소	미역	불가사리	자두
옥수수	시금치	장구	무우	사과
생강	자전거	까마귀	단감	닭

아래 그림들 중에서 공통적인 것들을 3개씩 묶어보세요.
왜 그런지 이유도 말해보세요.

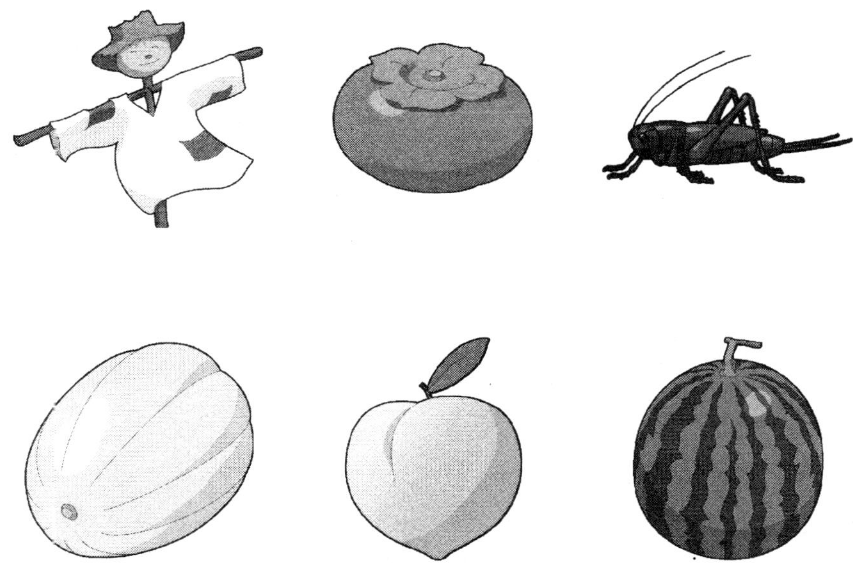

정답) 가을에 볼 수 있는 것: 귀뚜라미, 허수아비, 감 // 여름 과일: 참외, 복숭아, 수박

허수아비가 반쪽만 그려져 있습니다. 선을 기점으로 대칭이 되도록 나머지 반쪽을 그려보세요.

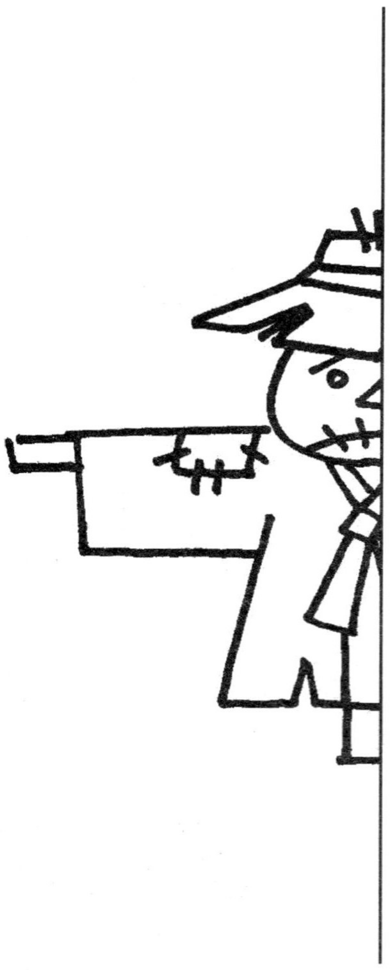

다음의 글을 읽고 다음 장의 빈칸을 채워주세요.

1960년대의 어려운 역경을 겪고 발전한 한국은 2010년 벤쿠버 동계올림픽에서 국위를 다시 한번 과시하였다. 국내의 기업들이 이미 세계를 상대로 첨단 제품을 수출하고 있고, 올림픽 등 여타 분야에서도 선진국의 면모를 보여주고 있다.
삼성, 현대, 엘지 등의 기업들이 판매하는 IT 제품, 컴퓨터, TV, 백색가전, 자동차는 높은 품질을 인정받아 세계적으로 수출 될 뿐 아니라, 조선, 건설, 시설 설비, 중화학 공업 등도 그 수준을 널리 인정받고 있다. 이는 지나간 세대의 노력으로 이루어진 산물이며, 민족적 자긍심을 가지게 하는 원동력이 기도 하다.
수출 한국, 일류 기술의 한국, 스포츠 강국 이라는 면모를 갖춤에 따라 세계 각국의 우리나라에 대한 이미지가 변하고 있는데, 한국과 더 가까워져야된다거나, 한국은 살기 좋은 나라로 인식하는 미국, 영국, 일본 등의 국민들이 2배로 많아졌다. 매력, 신뢰성, 주거환경, 발전 가능성, 문화적 우수성, 국제사회 기여도 등이 좋은 평가를 받았다.
이번 올림픽에서 두각을 나타낸 세대들은 주로 1988년 서울 올림픽 전후에 태어난 세대로 경제적 빈곤이나 큰 어려움이 없는 삶을 살아온 세대이다. 일명 G세대로 불리는데 진취적이고, 자기중심적이고, 전 세계를 경쟁상대로 인식하는 세대로 우리 민족의 역사상 선택받은 시기에 태어난 세대이기도 하다.
우리가 생각하지 못하는 그들의 무궁무진한 능력으로 대한민국의 국위를 더욱 떨치고, 나아가 전 인류에 기여할 수 있는 세대가 되어주기를 선배 세대로서 바라고 성원한다. 그리고 지금의 윤택한 삶이 부모와 그 이전 세대의 노력과 인내의 산물인 것을 잊지 않았으면 하고 후대에도 책임을 다해주기를 바란다.

앞서의 글을 잘 기억하여 빈칸 을 채워주세요.

1960년대의 어려운 역경을 겪고 발전한 한국은 2010년 (   ) 동계올림픽에서 국위를 다시 한번 과시하였다. 국내의 기업들이 이미 세계를 상대로 첨단 제품을 수출하고 있고, 올림픽 등 여타 분야에서도 선진국의 면모를 보여주고 있다.
(   ), (   ), (   ) 등의 기업들이 판매하는 IT 제품, 컴퓨터, TV, 백색가전, 자동차는 높은 품질을 인정받아 세계적으로 수출 될 뿐 아니라, 조선, 건설, 시설 설비, 중화학 공업 등도 그 수준을 널리 인정받고 있다. 이는 지나간 세대의 노력으로 이루어진 산물이며, 민족적 자긍심을 가지게 하는 원동력이 기도 하다.
수출 한국, 일류 기술의 한국, 스포츠 강국 이라는 면모를 갖춤에 따라 세계 각국의 우리나라에 대한 이미지가 변하고 있는데, 한국과 더 가까워져야된다거나, 한국은 살기 좋은 나라로 인식하는 (   ), (   ), (   ) 등의 국민들이 (   )배로 많아졌다. 매력, 신뢰성, 주거환경, 발전 가능성, 문화적 우수성, 국제사회 기여도 등이 좋은 평가를 받았다.
이번 올림픽에서 두각을 나타낸 세대들은 주로 (   )년 서울 올림픽 전후에 태어난 세대로 경제적 빈곤이나 큰 어려움이 없는 삶을 살아온 세대이다. 일명 G세대로 불리는데 진취적이고, 자기중심적이고, 전 세계를 경쟁상대로 인식하는 세대로 우리 민족의 역사상 선택받은 시기에 태어난 세대이기도 하다.
우리가 생각하지 못하는 그들의 무궁무진한 능력으로 대한민국의 국위를 더욱 떨치고, 나아가 전 인류에 기여할 수 있는 세대가 되어주기를 선배 세대로서 바라고 성원한다. 그리고 지금의 윤택한 삶이 부모와 그 이전 세대의 노력과 인내의 산물인 것을 잊지 않았으면 하고 후대에도 책임을 다해주기를 바란다.

정답) 벤쿠버, 삼성, 현대, 엘지, 미국, 영국, 일본, 2, 1988

다음 사진을 보고 이야기를 해보세요.

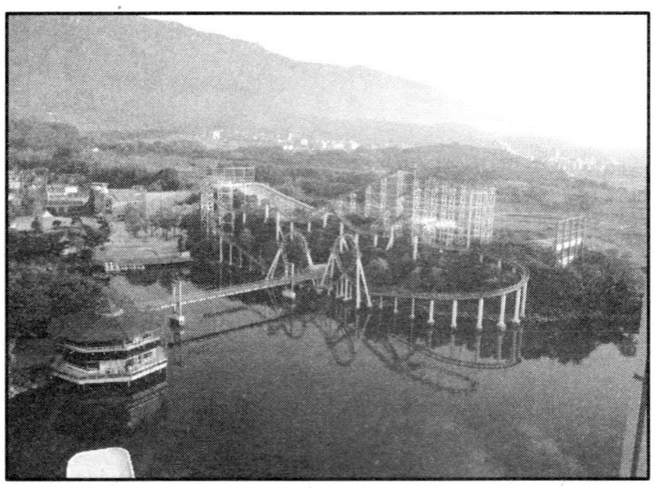

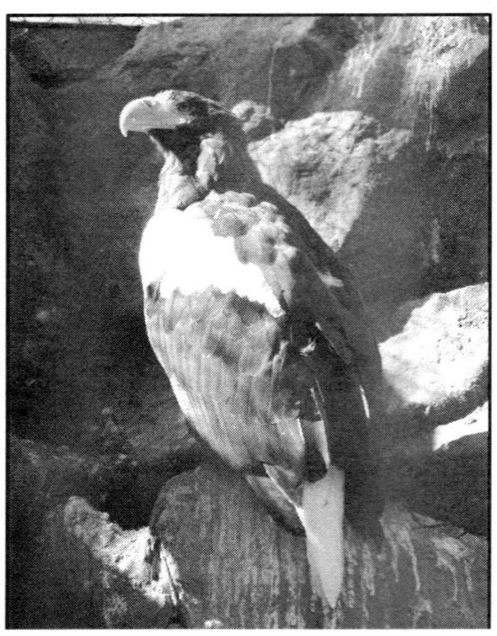

복사지가 여기저기 널려 있습니다. 숫자가 쓰여 있네요.

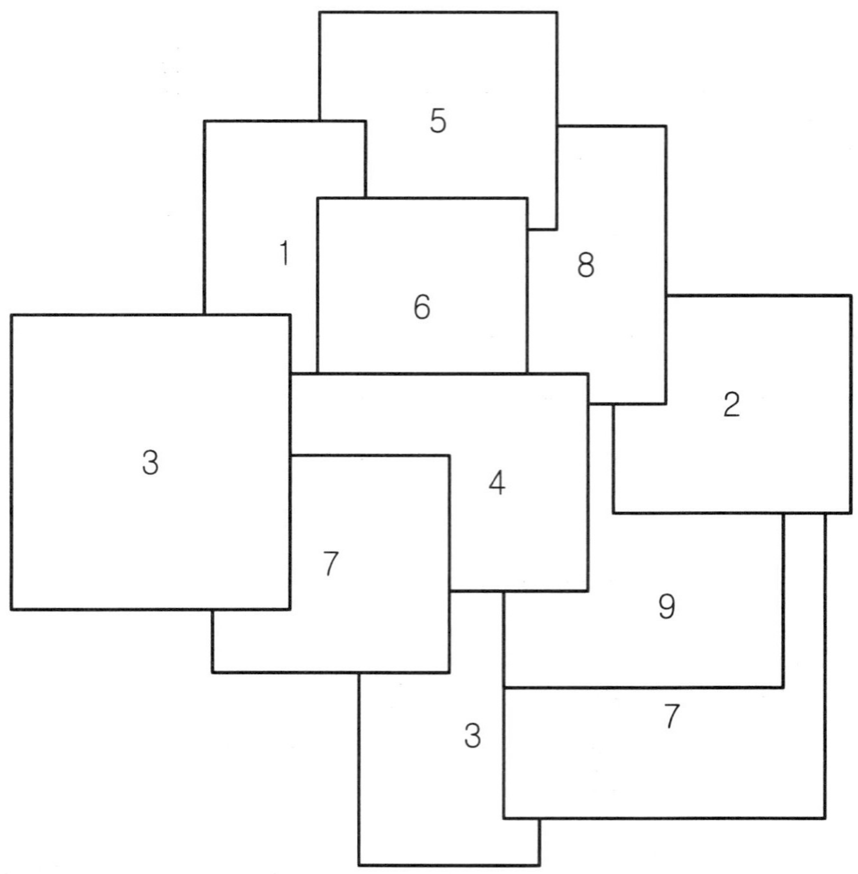

위에서 밑으로 놓여져 있는 순서대로 숫자를 적어 보세요.

정답) 3, 7, 9, 2, 8, 5, 1, 6, 4, 7, 3

1번에서 9번까지 각 도형에 숫자가 정해져있습니다. 각 숫자에 어떤 도형이 연결되어 있는지 눈여겨보시고 아래의 빈칸에 각 도형에 알맞은 숫자를 적어보세요.

⠀	⠃	⠖	⠉	⠜	⠕	⠏	⠔	⡬
1	2	3	4	5	6	7	8	9

⠃	⠕	⡬	⠀	⠉	⠔	⠖	⠕	⠜	⠃	⠎	⠉	⠖

⠉	⠎	⠀	⡬	⠜	⠃	⠕	⠖	⠔	⠉	⠜	⠀	⠎

정답) 첫 줄 - 2, 6, 9, 1, 4, / 8. 3, 6, 5, 7, 2, / 7. 4, 3, /
둘째 줄 - 4, 7, 1, 9, 5, / 2, 6, 3, 8, 4, / 5, 1, 7, /

다음의 그림을 잘 보시고 빈 공간에 똑같이 그려보세요.

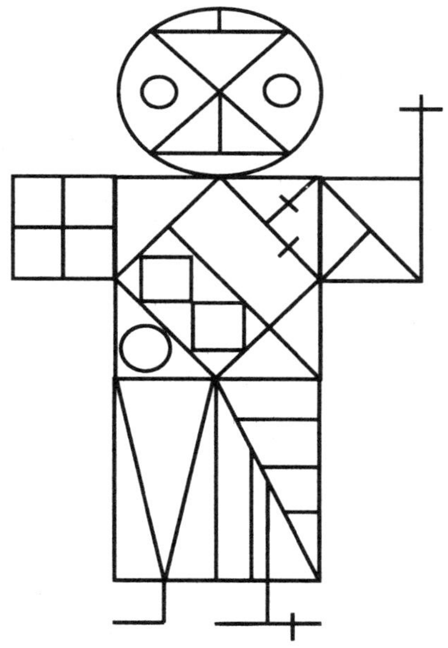

다음 글자로 속담을 맞춰보세요.
검은색이 칠해진 칸의 글자를 유추하며, 속담 전체를 적어보세요.

1.

제			안		이	

....

2.

	은		으		굽		다

....

정답) 제 눈에 안경이다. 팔은 안으로 굽는다.

다음 그림을 보고 어떤 속담을 표현한 것인지, 또 그 속담의 뜻은 무엇인지 말해보세요.

1.

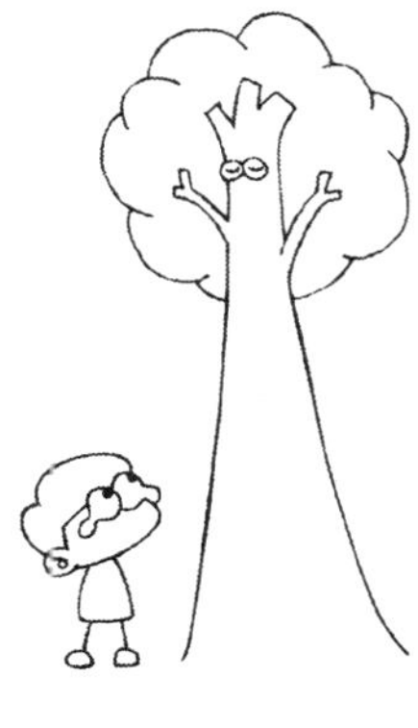

2.

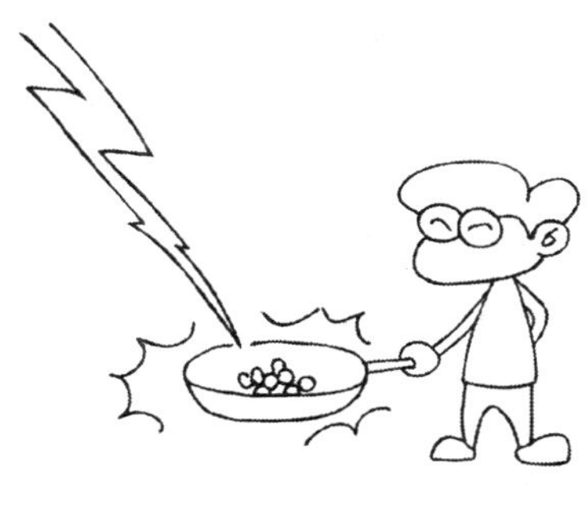

3.

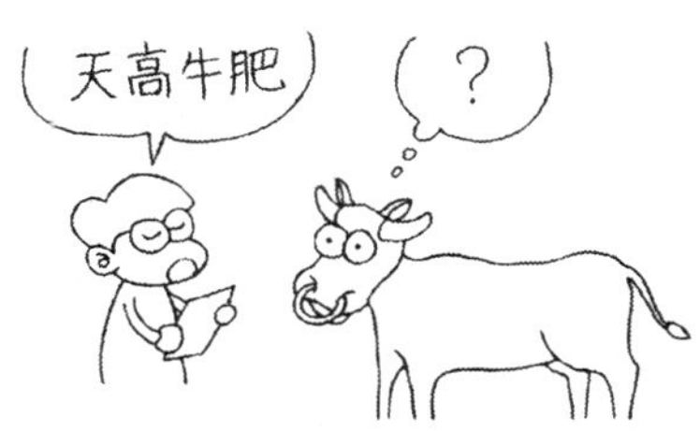

정답) 1. 오르지 못할 나무는 쳐다보지도 마라. / 2. 번개불에 콩 볶아 먹기
3. 소귀에 경 읽기

1. 달력에 나와 있는 중요한 날, 일입니다. 6.25사변, 4.19혁명, 3.1절, 12.25성탄절, 5.5어린이날, 4.5식목일, 5.18민주화기념일, 6.6현충일, 7.17제헌절, 8.15광복절, 10.3개천절 입니다. 각각의 숫자 뒤에 날을 표시해 보십시오.

2. 그리고 수평방향으로 앞의 두 숫자를 합산을 해보세요, 수직방향으로 뒤의 두 수를 합산해보세요.

625( )	419( )	31( )		답 ⇒ 134
55( )	45( )	1225( )		답 ⇒
518( )	66( )	717( )		답 ⇒
815( )	103( )			
예) 113	답 ⇒	답 ⇒		

정답) 2. 가로축 : 112, 188 세로축 : 133, 73

세계 언론에 소개된 토픽 중 진기한 사건들입니다. 기발한 단어를 맞춰보세요.

단 20명이 모였을 뿐인데 한 비만센터의 건물바닥이 무너져 내렸다고 외신이 16일 보도했다.
북유럽의 한 비만센터에서, (   )명의 환자가 자신의 몸무게가 얼마나 줄었는지 확인하기 위해 저울 앞에 한 줄로 서는 순간 바닥에서 "우르륵 우르륵"하는 소리가 나고, 방 한쪽 구석의 바닥이 무너져 내리고 말았다.
현장에 있던 한 환자는 "엄청난 굉음이 들리면서 바닥이 내려앉아 (   )이 난 줄 알았다"며 "모든 것이 (   )에 사라졌다"고 말했다.
바닥이 무너지자, 나란히 줄 서 있던 (   )환자들은 방주변으로 흩어지면서, 나머지 멀쩡했던 (   )도 순식간에 무너져내렸다.

다행히 모든 환자들은 큰 부상 없이 사고현장을 (   )했다. 그들은 몸무게를 재려던 (   )을 현장에서 찾아내 복도로 옮긴 뒤 여유롭게 (   )을 마저 쟀다. 바닥이 무너진 원인은 아직 밝혀지지 않았다.

(   )센터 관계자는 "무너진 센터를 대신할만한 장소를 찾고 있다"고 말했다

정답) 20, 지진, 순식간에, 비만, 바닥, 탈출, 저울, 체중, 비만

다음 두 그림을 비교해 보고 틀린 곳을 찾아보세요.

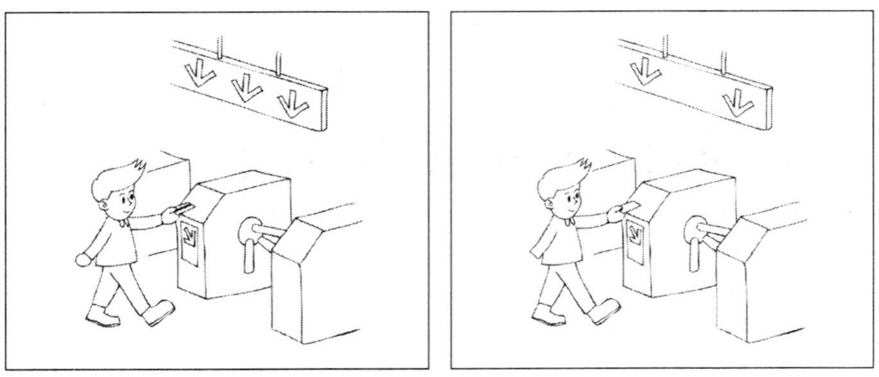

정답) 오른손, 상단 화살표, 기차표의 마그메틱 바

실 꾸러미에 실과 바늘이 연결되어 있습니다. 어떤 꾸러미에 바늘이 연결되어 잇는지 찾아보세요.

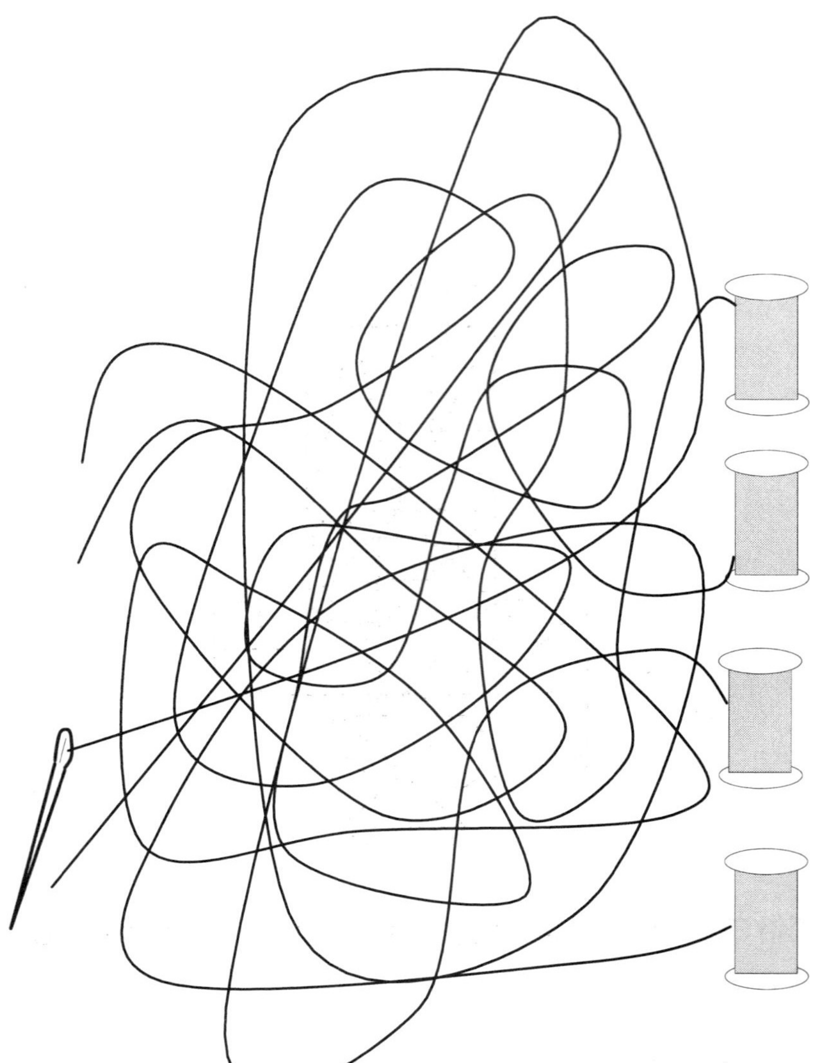

인지훈련 프로그램

________년 ______월 ______일

다음 단어들의 공통점은 무엇일까요?

도 장	고지서
전기세	적 금
번호표	통 장

정답) 은행

암호란 통신의 내용을 남이 모르게 하기 위하여 언어를 기호나 문자로 바꾸어서 전달하는 것으로 중국에서 처음으로 되었으며, 영어로는 password(패스워드)라고 합니다. 아래의 표는 암호의 해독에 쓰는 암호표입니다.
사용방법은 번호를 조합하여 단어를 만드는 것입니다.

예) 강아지 => ㄱ=1. ㅏ=15, ㅇ=8 => 강
ㅇ=8, ㅏ=15 => 아
ㅈ=9, ㅣ=24 => 지

꽹과리 => 1,1,19,15,24,8 / 1,19,15 / 4,24

ㄱ	ㄴ	ㄷ	ㄹ	ㅁ	ㅂ	ㅅ	ㅇ	ㅈ	ㅊ
1	2	3	4	5	6	7	8	9	10

ㅋ	ㅌ	ㅍ	ㅎ						
11	12	13	14						

ㅏ	ㅑ	ㅓ	ㅕ	ㅗ	ㅛ	ㅜ	ㅠ	ㅡ	ㅣ
15	16	17	18	19	20	21	22	23	24

암호 표를 이용해서 아래의 문제를 풀어 보세요.

1. 63빌딩에서 뛰어내려도 죽지 않는 법은?
   암호를 해독하면 답이 보여요 !
   [암호] 8,24,4 / 10,23,8/ 8,17,24 7,17 3,3,21,24 8,17 2,15,24 4,24,2 3,15
2. 개구리 세 마리가 연못에 앉아 있었는데, 그중 한 마리만 팬티를 입고 있었다. 그래서 지나가던 개구리가 개굴개굴 물었다.
   "왜 너만 팬티를 입고 있니?"
   그러자, 팬티 입은 개구리는 이렇게 대답했다.
   "____________________________"
   암호를 해독하면 답이 보여요!
   [암호] 2,16,2/ 3,3,15,24/ 5,24,4/ 8,24/ 9,15,2,14/ 8,15/ 8,20

정답) 1. 일 층에서 뛰어 내린다. / 2. 난 때밀이잖아요!

'가'에서 '바'까지 선이 연결되어 있습니다. 선을 따라 반대편에 도착하여 만나게 된 단어를 '가나다'순으로 적어보세요.

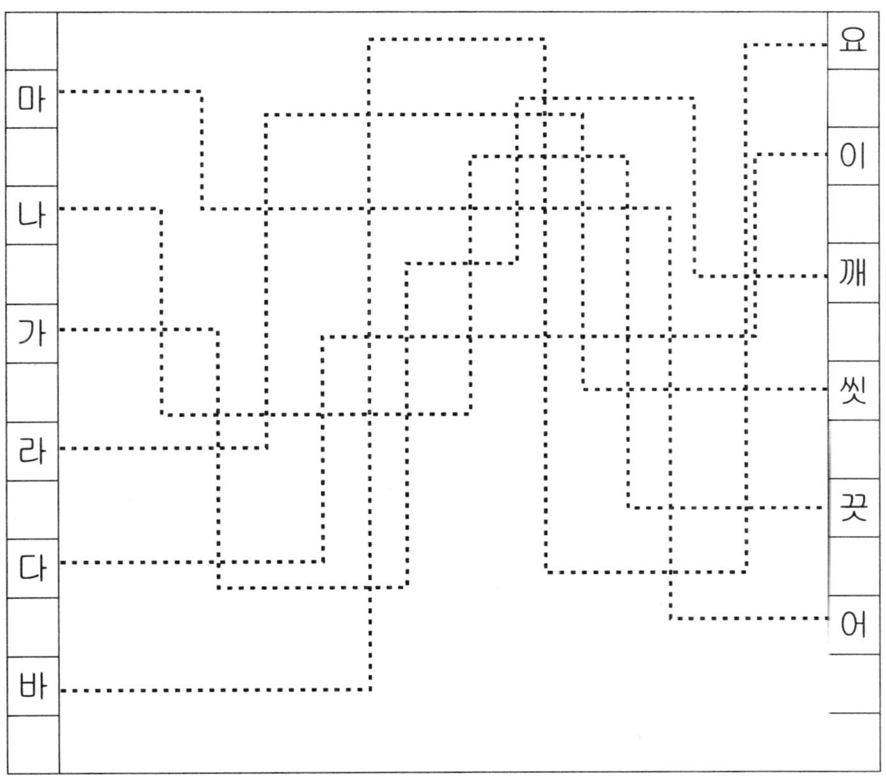

정답) 깨끗이 씻어요.

연필로 줄을 그어 미로 찾기를 해봅시다. 옆줄에 선이 닿지 않도록 조심하면서!

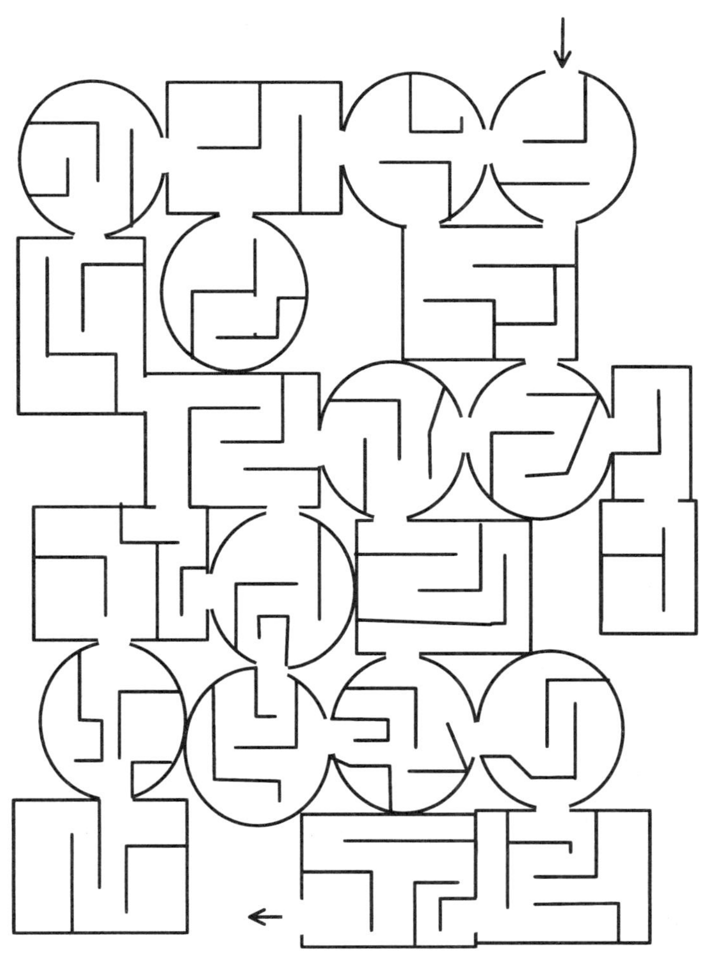

다음 그림을 보고 어떤 속담을 표현한 것인지, 또 그 속담의 뜻은 무엇인지 말해보세요.

1.

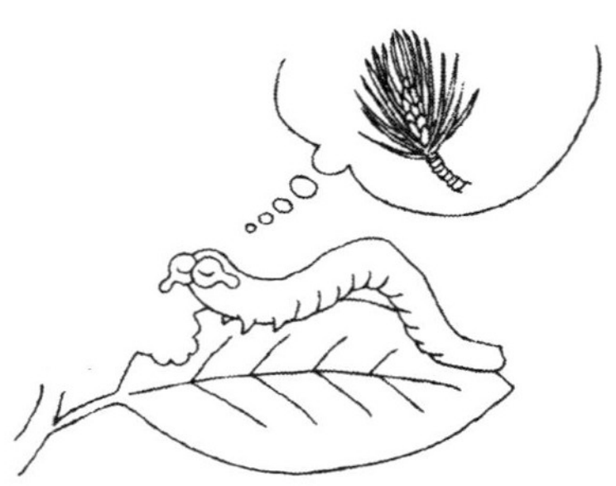

2.

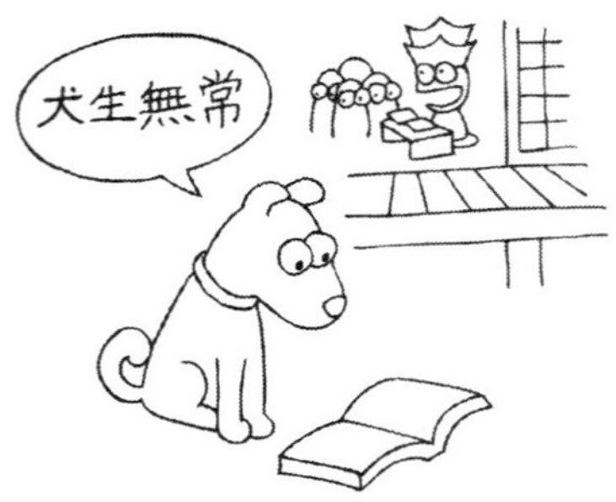

3.

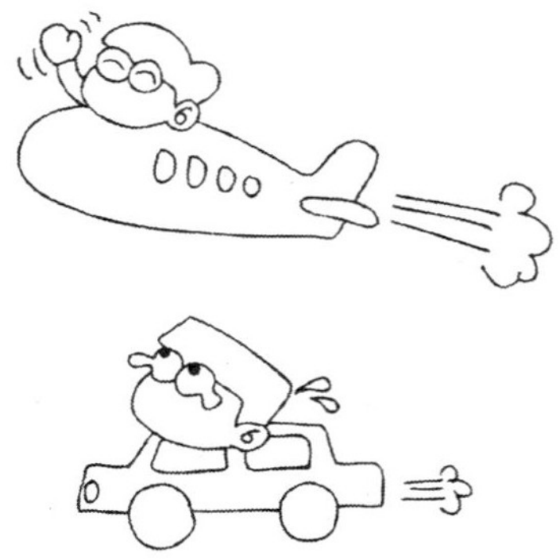

정답) 1. 송충이는 솔잎을 먹어야 한다. / 2. 서당개 삼년이면 풍월을 읊는다.
3. 기는 놈 위에 나는 놈 있다.

1. 도움이 되는 전화번호입니다. 날씨가 궁금할 때-131, 시간을 알고 싶을 때-116, 전화번호 안내-114, 불이 났을 때, 응급 환자가 발생했을 때-119, 경찰의 도움이 필요할 때-112, 고민을 상담하고 싶을 때-1388, 관광안내를 받고 싶을 때-1330, 수도가 고장 났을 때-121, 전기가 고장 났을 때-123, 전보를 보내고 싶을 때-115, 간첩신고-113, 법률상담-132입니다.

2. 그리고 수평방향으로 합산을 해보세요, 뒤의 두 수를 수직방향으로 합산해보세요.

131	116	121	1388	예) 1756
119	112	113		답 ⇒
123	114		115	답 ⇒
132	1330	1391		답 ⇒
예) 105	답 ⇒		답 ⇒	

정답) 2. 가로축 : 344, 352, 2853 세로축 : 72, 125, 103

다음은 무엇의 그림자일까요? 한번 맞춰 보세요.

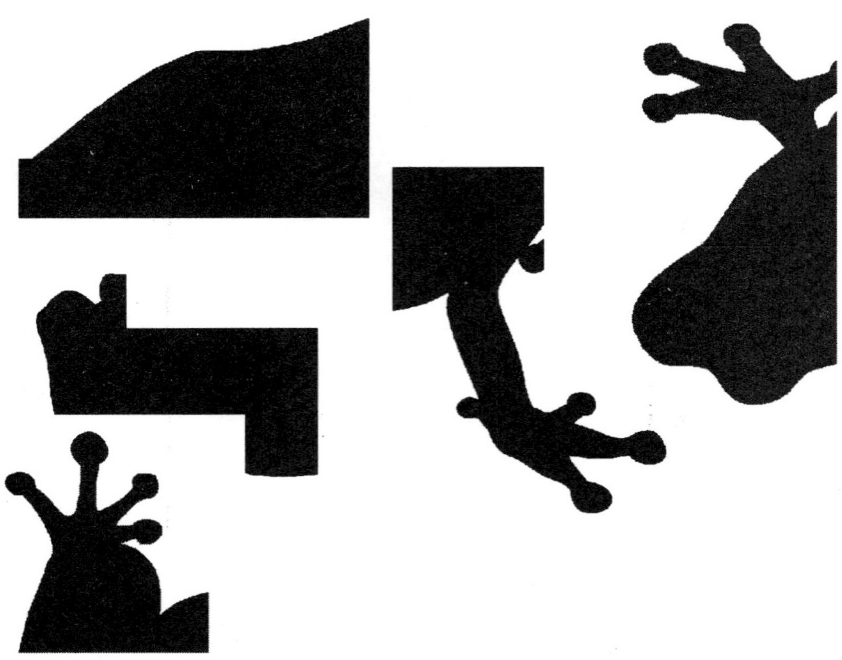

정답) 개구리

결혼식 초대장이 있습니다. 위의 초대장과 비교하여 내용이 다른 부분을 아래 초대장에 동그라미로 표시해 보세요. 글자 색깔이 다르거나 잘못 띄워진 부분도 찾아내어 보세요. (답, 7 부분이 다릅니다.)

초대장	초대장
항상 보살펴 주시는 은혜에 감사드리오며 강대권 · 김나래의 장남 정수와 박찬호 · 조수미의 차녀 미숙이 여러 어른과 친지 분을 모시고 혼례식을 올리게 되었음을 삼가 아뢰옵니다. 바쁘시더라도 부디 왕림하시어 이 젊은이들의 앞날을 사랑과 축복으로 밝혀 주시기 바랍니다.	항상 보살펴 주시는 은혜에 감사드리며 강대권 · 김나래의 장남 정수와 박찬호 · 조수미의 장녀 미숙이 많은 어른과 친지 분을 모시고 혼례식을 올리게 되었음을 삼가 아뢰옵니다. 바쁘시더라도 부디 왕림하시어 젊은이들의 앞날을 사랑과 축복으로 밝혀 주시기 바랍니다.
2005년 10월19일, 오후 2시 30분, 행복예식장 2층 청실.	2005년 10월19일, 오후 12시 30분, 행복예식장 2층 홍실.

정답) 초대장 색깔, 많은 띄워쓰기, 이, 2005년 줄의 색깔, 12시, 홍실

인지훈련 프로그램

_______년 _____월 _____일

재미있는 상호들 소개해 드립니다. 적당한 단어를 찾아 넣으세요.

양념치킨 집 이름 : "위 풍 ( ) 닭"

돼지갈비 집 이름 : "( ) 내고, 돈 먹기"

목욕탕 이름 : "백 설 ( )"

닭 집 이름 : "코 스 ( )"

( ) 가게 이름 : "복(福) 떡 방"

치킨호프집 이름 : "( ) 닭 쏙 닭"

뷔페 집 이름 : "부 정 ( ) ( )"

( )( )집 이름 : "진 짜 루"

정답) 당, 돈, 탕, 닥, 떡, 쏙, 부패, 중국

세 가지 그림이 겹쳐져 있네요. 어떤 그림들이 겹쳐져 있는 것일까요?

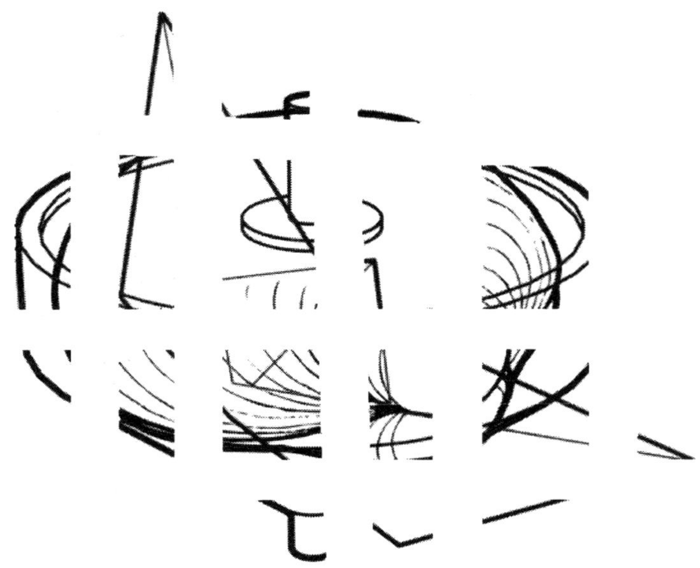

정답) 조개, 팽이, 종이배

1번에서 9번까지 각 기호에 숫자가 정해져있습니다.
각 숫자에 어떤 기호가 연결되어 있는지 잘보고 각 기호에 알맞은 숫자를 적어보세요.

+	−	±	÷	×	=	≤	≥	⊂
1	2	3	4	5	6	7	8	9

×	−	≥	+	=	−	⊂	÷	≤	±

=	±	≥	−	×	⊂	+	÷	−	≤

정답) 첫 번째 줄 5, 2, 8, 1, 6, 2, 9, 4, 7, 3
두 번째 줄 6, 3, 8, 2, 5, 9, 1, 4, 2, 7

다음 단어로 끝말잇기를 하세요.

1. 가 위 → ___ ___ → ___ ___
   → ___ ___ 라
2. 운 동 화 → ___ ___ → ___ ___ → ___ 요
3. 놀 이 터 → ___ ___ → ___ ___ → ___ 산
4. 스 카 프 → ___ ___ ___ → ___ ___ ___
   → ___ 피
5. 연 필 → ___ ___ → ___ ___ ___
   → ___ 각

정답) 1. 위원, 원고, 고릴라 / 2. 화면, 면담, 담요 / 3. 터전, 전부, 부산
4. 프랑스, 스피커, 커피 / 5. 필수, 수험생, 생각

다음 단어들의 공통점은 무엇일까요?

국화	추수
낙엽	단풍
추석	10월

정답) 가을

선을 기점으로 나머지 반을 그려보세요.

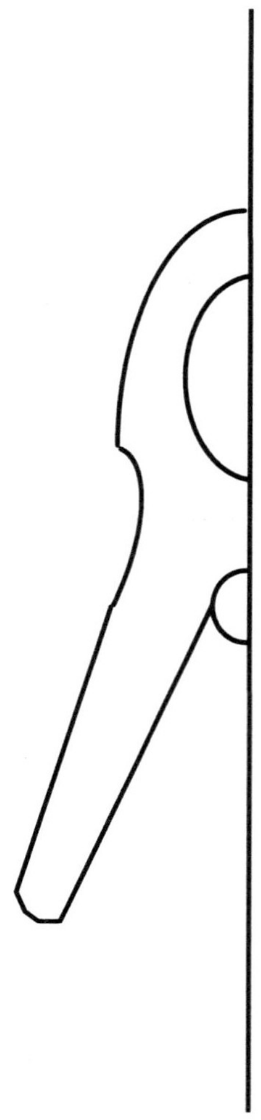

사다리 타기 위에 다양한 건물들이 나와 있습니다. 호돌이가 오늘 어디어디를 가야 하는지, 아래의 글을 읽고 연필로 건물들을 이어가면서 외워 보세요.

[아침엔 동사무소에 들려서 주민등록등본을 떼고, 그 다음 보건소에 가서 건강검진을 받고, 어제 도둑맞은 보석을 신고하기 위해 경찰서에 간 다음, 월급이 들어왔는지 확인하기 위해 은행에 들렸다가, 구두상점에 들러 물건을 사서 집으로 간다.]

줄을 그으면서 위의 글을 외우시되 사다리타기를 하면서 외워보세요.

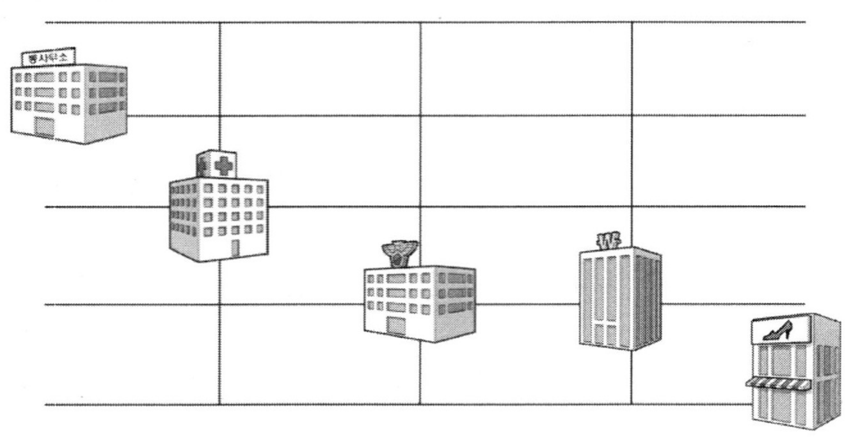

1. 건물들이 5가지가 있었습니다. 무엇이 있었나요?

2. 순서대로 이야기 해보세요.

3. 글 내용을 기억해 보세요.

정답) 1. 동사무소, 보건소, 경찰서, 은행, 상점 / 2. 동사무소, 보건소, 경찰서, 은행, 상점 / 3. 아침엔 동사무소에 들려서 주민등록등본을 떼고, 그 다음 보건소에 가서 건강검진을 받고. 어제 도둑맞은 보석을 신고하기 위해 경찰서에 간 다음, 월급이 들어왔는지 확인하기 위해 은행에 들렸다가, 구두상점에 들러 물건을 사서 집으로 간다.

아래의 그림과 같이 반복되는 모양을 빈곳에다가 펜으로 똑같이 그려보세요.

↓

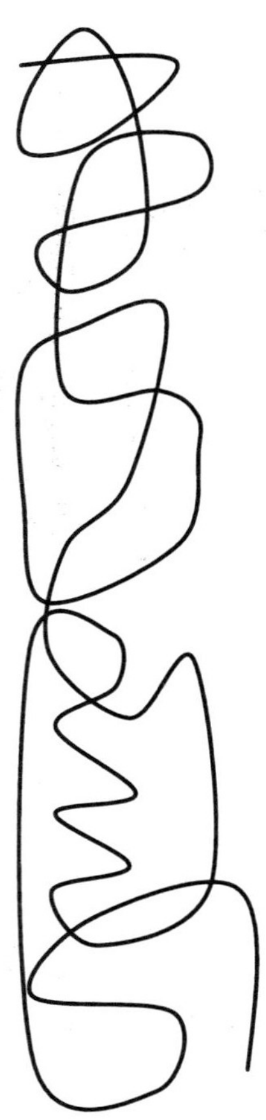

인지훈련 프로그램

_______년 _____월 _____일

우리말에는 일본말이 많습니다. 표 속의 글을 사용하여 적당한 단어를 만들어 보세요.

1	쓰	2	우	3	자	4	라	5	바	6	지	7	기
8	이	9	요	10	시	11	품	12	쯔	13	다	14	까
15	빠	16	끼	17	삐	18	깡	19	찌	20	스	21	와
22	성	23	입	24	만	25	리	26	사	27	오	28	도
29	대	30	쇼	31	땅	32	부	33	뗑	34	유	35	노
36	가	37	뎅	38	지	39	포	40	무	41	구	42	깡

1. 일본말과 일본식 영어가 결합말로 연료 등을 탱크 가득히 넣는다는 의미로 満タン 온 말입니다.
2. 일본어 발음으로 승부, 흥정 이라는 의미 온 말입니다.
3. 일본어에서는 한자로 "전간(てんかん)"이라고 쓰며 간질병을 의미하지만 우리는 생떼의 의미
4. ゆとり의 일본어의미는 여유 있는 생활이지만 우리는 융통성의 의미로도 사용함 온 말입니다.
5. 공사장 노동자를 의미하는데, 공사장 주변의 작은 토방에서 숙식을 해결하며 일했기 때문에 붙여진 이름으로 どかた(土方)에서 온 말입니다.
6. 무턱대고 발포하는 상황을 의미로 無鐵砲, むてっぽう에서 온 말입니다.
7. 광고지라는 의미로 ちらし에서 온 말입니다.

정답) 1. (24, 31) / 2. (30, 32) / 3. (33, 18) / 4. (34, 28, 25) / 5. (35, 36, 13)
6. (40, 29, 39) / 7. (19, 4, 10)

깨끗한 야채 상회에서 파는 싱싱한 야채들이 진열되어 있습니다. 왼쪽, 오른쪽 두 그림을 잘 보고, 틀린 부분을 동그라미로 표시해 보세요.

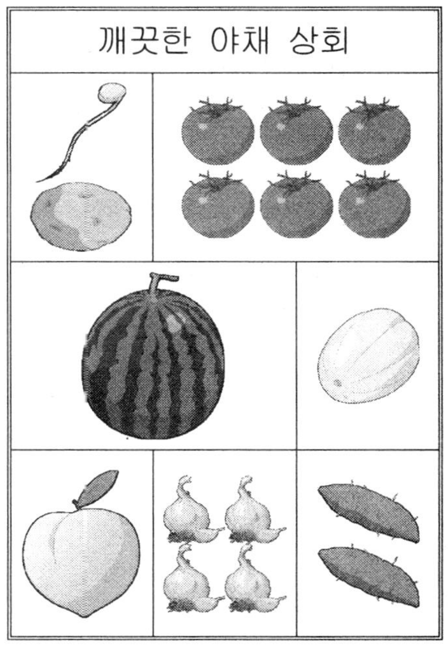

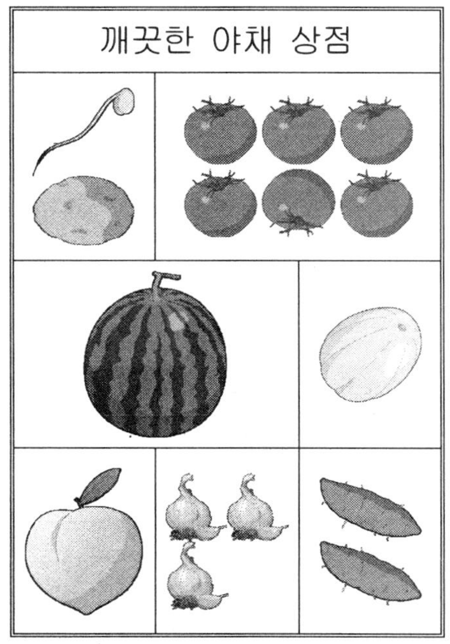

정답) 상점, 콩나물 꼭지 위치, 감자 아래 위, 토마토 아래 위, 참외 아래 위, 마늘 수, 고구마 아래 위

그림이 여러 조각으로 나뉘어져 있네요. 조각을 모으면 어떤 그림이 될까요?

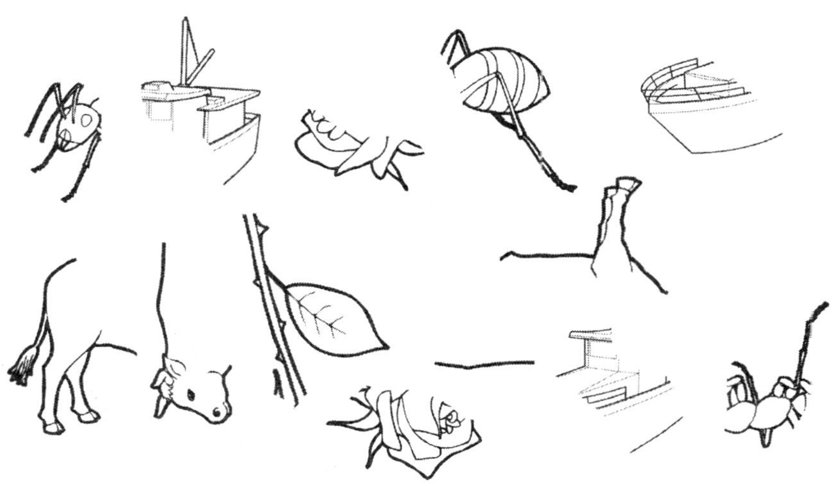

정답) 개미, 배, 장미, 소

다음 글자로 속담을 맞춰보세요.
검은색이 칠해진 칸의 글자를 유추하며, 속담 전체를 적어보세요.

1.

도			제		저	린	

....

2.

	꾀		넘		간	

....

정답) 도둑이 제 발 저린다. / 제 꾀에 넘어간다.

알파벳 대문자와 소문자가 섞여져 있습니다. A-a-B-b 순서로 연결하면 어떤 그림이 완성될까요?

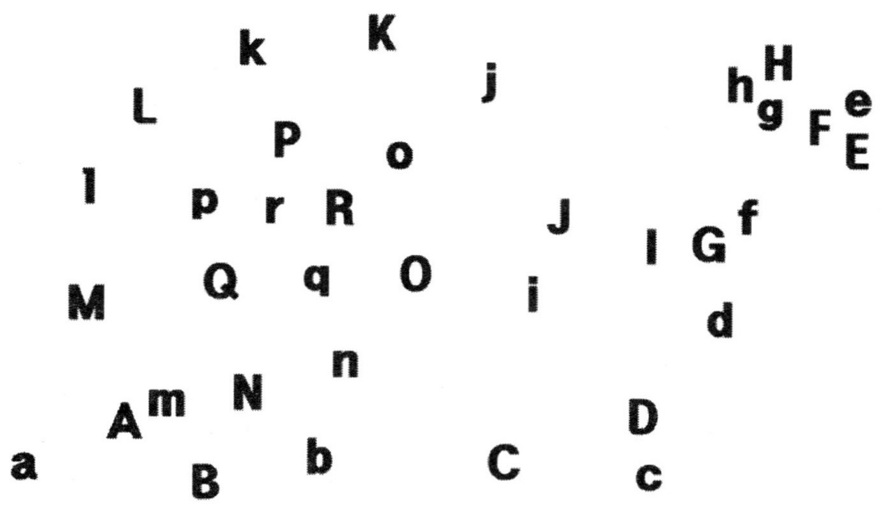

가로, 세로 힌트를 잘 보고 낱말퍼즐을 완성해 보세요.

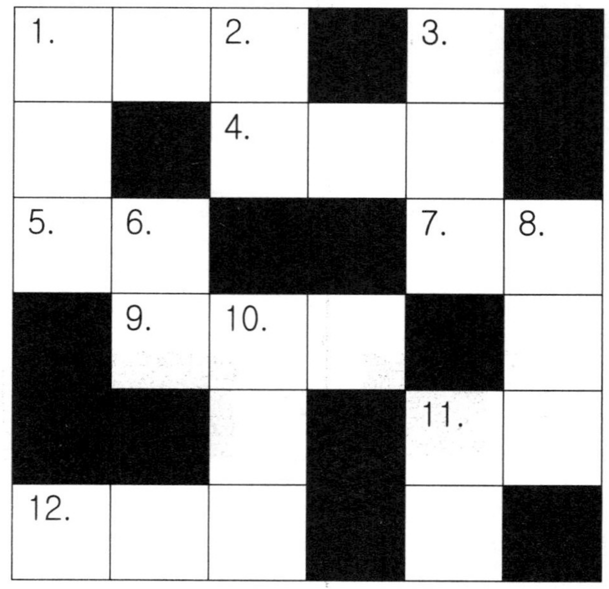

가로> 1. 둘 사이에서 어떤 일을 맺어주는 것
4. 어떤 일이나 활동의 중심이 되는 곳
5. 시끄러운 소리
7. 화장품을 바르거나 문질러 얼굴을 꾸밈
9. 여러 가지 색으로 물들인 종이
11. 남의 감정, 의견에 대해 자기도 그렇다고 느끼는 느낌
12. 가을에 북쪽에서 날아와 겨울을 보내고 이듬해 봄에 다시 북쪽으로 가는 철새

세로> 1. 표를 파는 곳
2. 몸무게
3. 어떠한 일이 하기 이전의 상태가 됨
6. 소리의 감각적 특색, 소리의 높낮이
8. 아이들이 가지고 노는 여러 가지 물건
10. 우리나라에서 흔히 번식하는 텃새, 종다리과
11. 학문이나 기술을 배우고 익히는 것

정답) 가로) 1. 매개체 / 4. 중심지 / 5. 소음 / 7. 화장 / 9. 색종이 / 11. 공감 / 12 겨울새
세로> 1. 매표소 / 2. 체중 / 3. 백지화 / 6. 음색 / 8. 장난감 / 10. 종달새 / 11. 공부

다음 단어로 이야기를 만들어보세요.
단어의 순서는 상관없으며, 보기의 단어를 모두 사용하세요.
그리고 사용한 단어를 기억해보세요.

초록	스웨터	냉장고	책상	수영
딸기	신난다	공간	햇빛	기운

다음은 중요 행사나 일정을 표시해 둔 달력입니다.

일	월	화	수	목	금	토
	1 손자 생일	2	3	4 제사	5	6
7	8	9	10 예방접종	11	12	13
14	15 반상회	16	17	18	19 안과 치료	20 영화관람
21	22	23	24	25	26	27
28	29	30 동창회	31			

1. 위의 글을 잘 기억한 뒤, 각각의 날에 예정되어 있는 일과를 알맞게 채워보세요.

1일 (　　　)생일　　4일 (　　　)
10일 (　　　)접종　　15일 (　　　)회
19일 (　　　)치료　　20일 (　　　)관람
30일 (　　　)회

정답) 1번. 손자생일, 제사, 예방접종, 반상회, 안과치료, 영화관람, 동창회

인지훈련 프로그램

_____년 _____월 _____일

동그라미, 세모, 네모가 뒤죽박죽으로 섞어져 있어요. 같은 모양끼리 모아 재배열하면 속담이 완성됩니다. 어떤 속담인지 맞춰보세요.

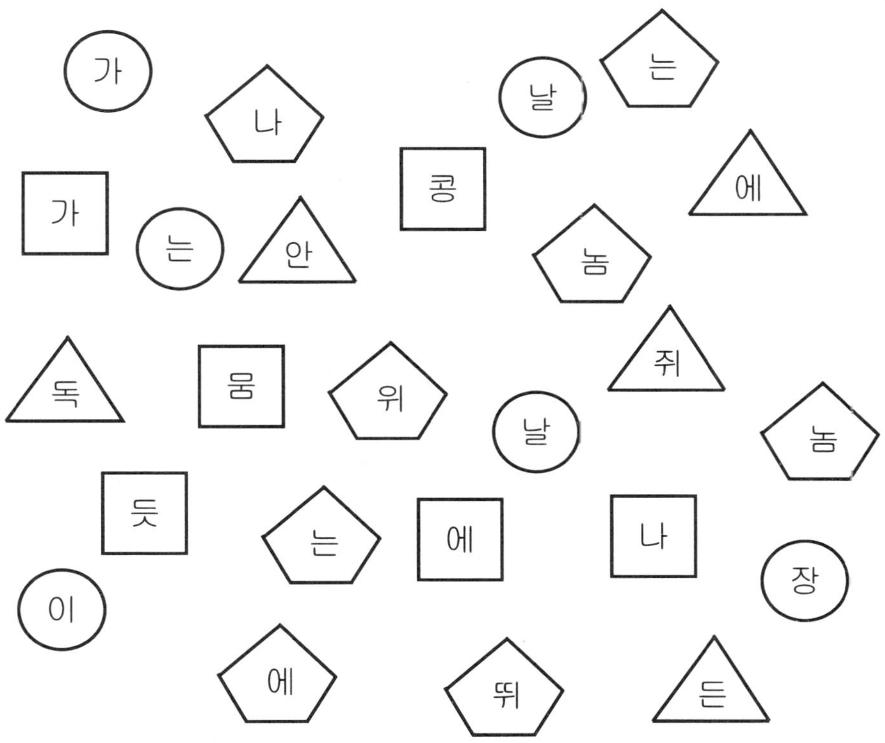

정답) 동그라미 : 가는 날이 장날 / 세모 : 독 안에 든 쥐 / 네모 : 가뭄에 콩 나듯
오각형 : 뛰는 놈 위에 나는 놈

아래의 표에는, 다섯 가지 범주에 속하는 단어들이 각각 5개씩 제시가 되어 있습니다.
각 범주에 해당하는 단어들을 순서대로 외워 보세요.
다 외웠으면 아래의 빈칸에 한번 채워 보도록 합시다.
다 못 외우셨다면, 다 외울 수 있을 때까지 반복해 보세요.

과일	가구	운동	건물	직업
수박	의자	등산	병원	교사
딸기	책상	축구	우체국	의사
바나나	소파	요가	영화관	디자이너
사과	침대	태권도	어린이집	작가
도도	식탁	야구	커피숍	예술가

과일	가구	운동	건물	직업

네 가지 그림이 겹쳐져 있네요. 어떤 그림들이 겹쳐져 있는 것일까요?

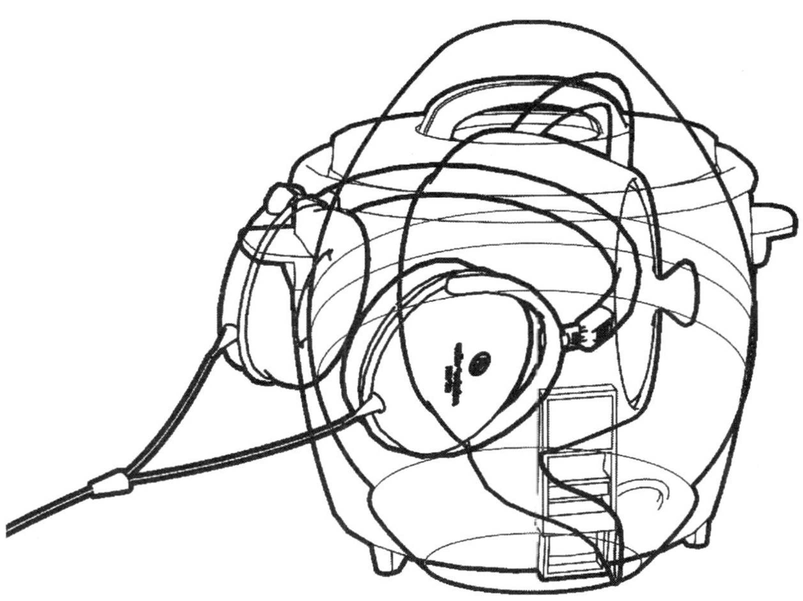

정답) 전기밥솥, 장독, 헤드폰, 주전자

다음 글자로 속담을 맞춰보세요.
검은색이 칠해진 칸의 글자를 유추하며, 속담 전체를 적어보세요.

1.

등	■	■	이	■	둡	■

....

2.

■	난	■	이	■	맞	■	다

....

정답) 등잔 밑이 어둡다. 모난 돌이 정 맞는다.

식사준비를 합니다. 전자레인지로 국을 데우고, 전기 밥통으로 밥을 짓고, 믹서로 토마토 주스를 만들고 전지청소기를 돌려 마무리를 합니다. 아래의 전기코드에 꼽힌 스위치를 순서대로 눌러 전자제품을 작동시켜봅니다.

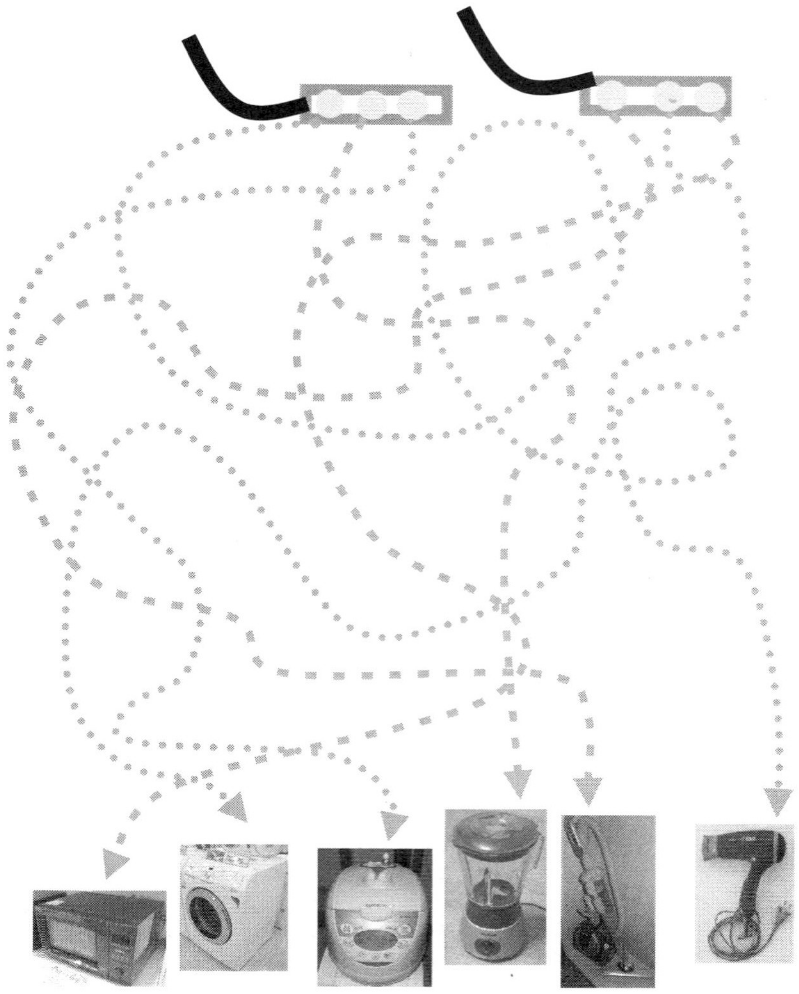

아래 지도를 잘 보고 다음 지시에 답해 보세요.
(연필로 줄을 치면서 보세요)

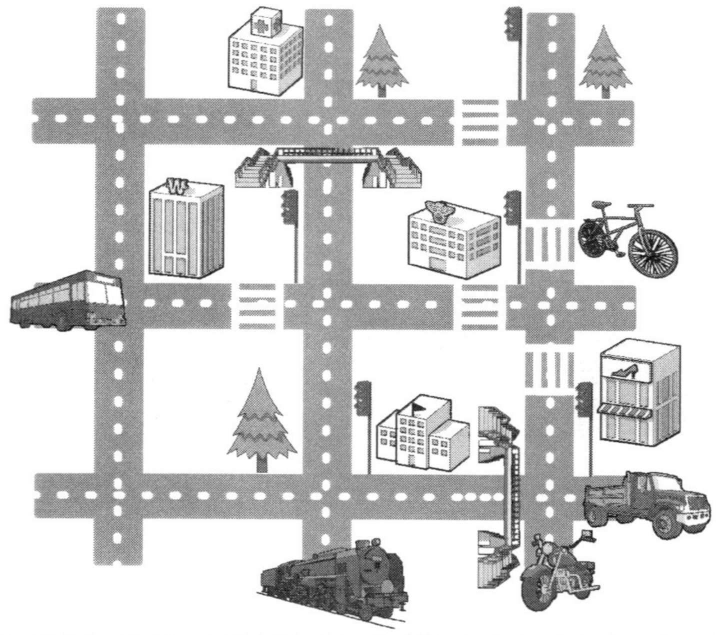

버스를 타고 은행 사거리 앞 횡단보도를 지나 첫 번째 사거리에서 좌회전 → 육교를 지나자마자 우회전 → 횡단보도를 건너 후 첫 번째 사거리에서 우회전 → 두 번째 사거리에서 다시 우회전 육교를 지나 첫 번째 사거리에서 정차

1. 지문에서 도착한 곳에 있는 운송기구는 무엇입니까?
2. 지문의 내용을 잘 기억한 뒤, 다음 빈칸을 채워 넣어 보세요.

(　　)를 타고 (　　)사거리 앞 횡단보도를 지나 (　　)번째 사거리에서 (　)회전 → 육교를 지나자마자 (　)회전 → 횡단보도를 건너 후 (　　) 번째 사거리에서 (　　)회전 → (　) 번째 사거리에서 다시 (　　)회전 (　　)를 지나 첫 번째 사거리에서 정차

정답) 1. / 2. 버스, 은행, 첫, 좌, 우회전, 첫, 우, 두, 우, 육교

다음 사진을 보고 이야기를 해보세요.

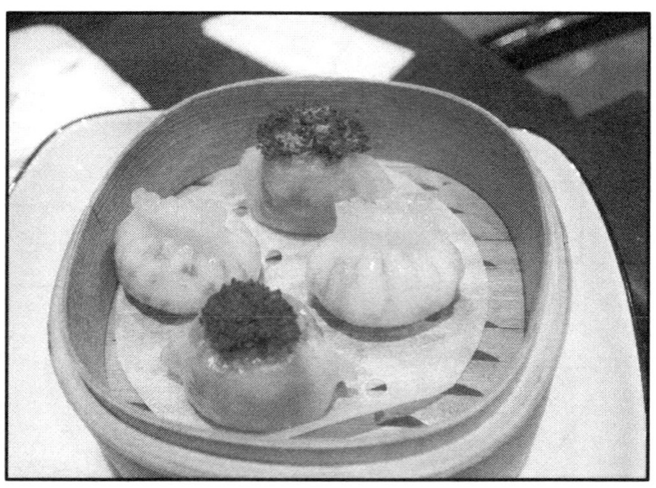

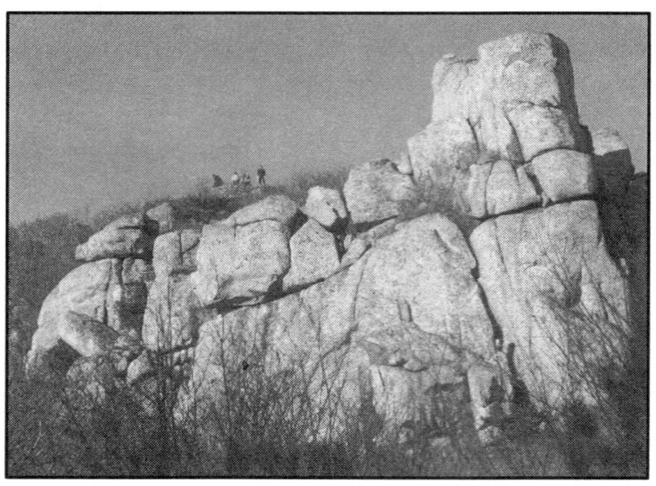

숫자와 자음, 한자가 섞여 있습니다. 숫자 → 자음 → 한자 순으로 제일 빠른 것부터 눈으로 연결시켜보세요.

㊁ ⑧ ㉢

㊅ ㊆ ⑤

② ⑨

㊄

㊀ ㉣

㉠ ㉤

㊇

⑥ ㊂

㉡ ㊃ ④

㉧ ⑦

㉥ ③ ㊈

㉨ ① ㉦

인지훈련 프로그램

_______년 _____월 _____일

가로, 세로 힌트를 잘 보고 낱말퍼즐을 완성해 보세요.

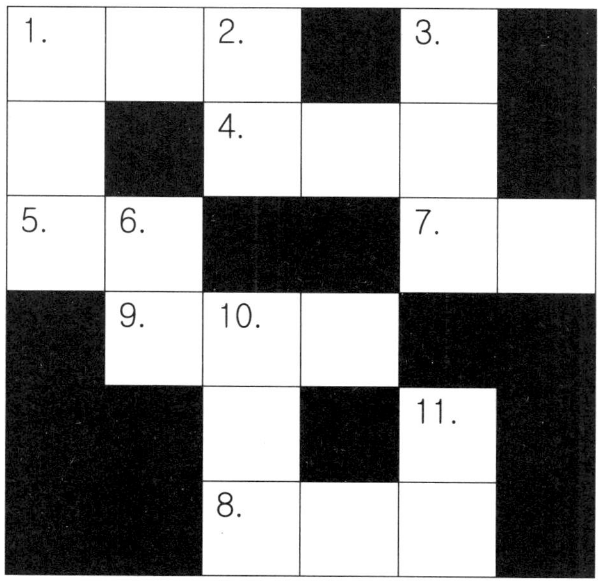

가로> 1. 용변을 보는 곳
5. 집에 들어설 때 제일 먼저 들어오는 문
7. 아이들이 가장 가기 싫어하는 병원
8. 쓰레받기와 단짝
9. 바다를 상대로 생계를 꾸려가는 사람
10. 바다가 아름다운 곳

세로> 1. 여자들에게 꼭 필요한 가구
2. 건물 내부
3. 뽀빠이 하면
6. 낙지와 비슷하게 생긴
10. 바람을 만드는 기구
11. 담배를 세는 단위

정답) 가로> 1. 화장실 / 5. 대문 / 7. 치과 / 8. 빗자루 / 9. 어부 / 10. 부산
세로> 1. 화장대 / 2. 실내 / 3. 시금치 / 6. 문어 / 10. 부채빗 / 11. 보루

호순씨가 오늘은 지하철을 타고 많은 일을 봐야합니다. 아침 9시에 집 부근에 있는 인천역을 출발하여, 10시경 영등포역에서 핸드폰을 사고, 다시 오후 1시에는 종로역에서 오랜만에 사촌들을 만납니다. 사촌들과 같이 식사도 하고 같이 영화를 본 후 삼각지역에서 전철을 환승하여 광화문역까지 가 연극을 관람 할 것입니다. 연극 관람 후에는 시청역에서 공무원으로 일하는 동창과 만나 저녁을 같이 하고, 마치면 다시 전철을 타고 영등포역에서 환승하여 인천으로 돌아 올 예정 입니다. 집에 도착하는 시간은 10시 30분 정도로 예상되고, 아침에 적어도 3만원을 준비해 가야 할 것 같습니다. 지하철 노선도를 참조하여 연필로 가시는 곳을 따라가 보세요.

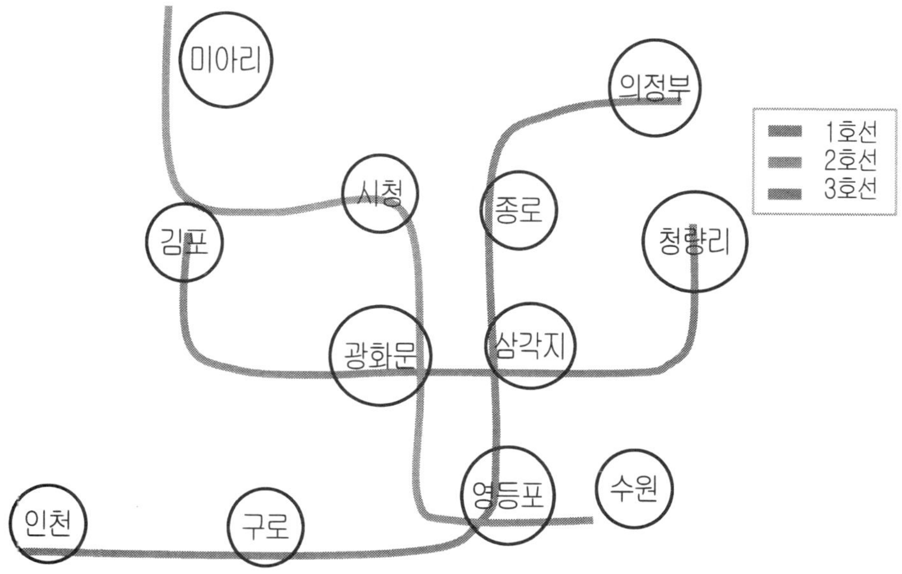

1. 위의 그림을 가리고, 호순씨가 인천역을 출발하여 다시 돌아올 때까지 거쳐 간 역의 이름 6가지를 이야기해보세요.
2. 환승한 지하철 역 이름을 이야기해보세요.
3. 지하철에서 내려 일을 본 역?

정답) 1. 구로, 영등포, 삼각지, 종로, 광화문, 시청 / 2. 삼각지, 광화문, 영등포
3. 경등포, 종로, 광화문, 시청

아래 지도를 잘 보고 다음 지시에 답해 보세요.
(연필로 줄을 치면서 보세요)

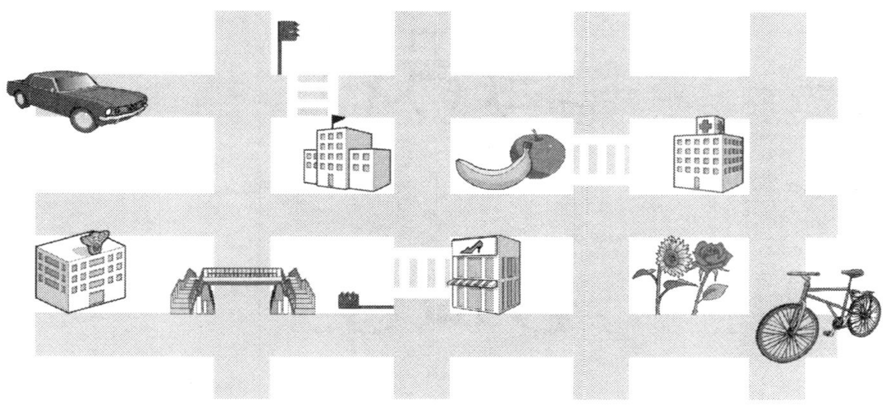

자동차를 타고 갑니다. 첫 번째 사거리에서 우회전 → 육교를 지나 좌회전 → 직진하다가 두 번째 사거리에서 좌회전 → 다음 블록의 오른편에 있는 건물에 도착

1. 도착한 건물은 무엇입니까?

2. 내용을 잘 기억한 뒤, 다음 빈칸을 채워 넣어보세요.

자동차를 타고 갑니다. 첫 번째 사거리에서 (　　　) → 육교를 지나 (　　　) → 직진하다가 (　　)번째 사거리에서 좌회전 → 다음 블록의 (　　　)에 있는 건물에 도착

정답) 1. 병원 / 2. 우회전, 좌회전, 두, 오른편

다음 사진을 보고 이야기를 해보세요.

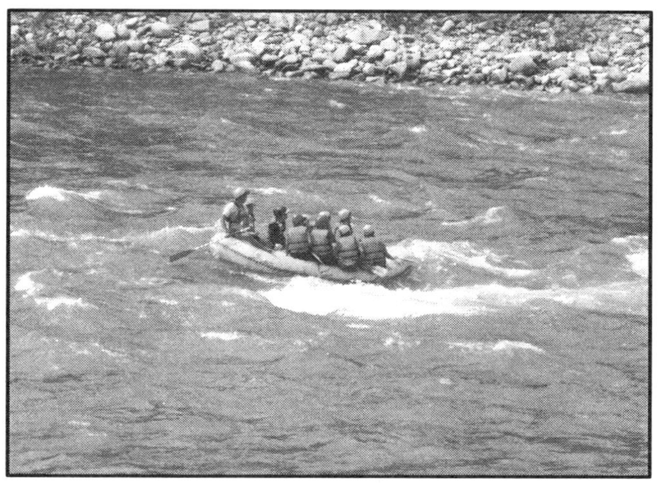

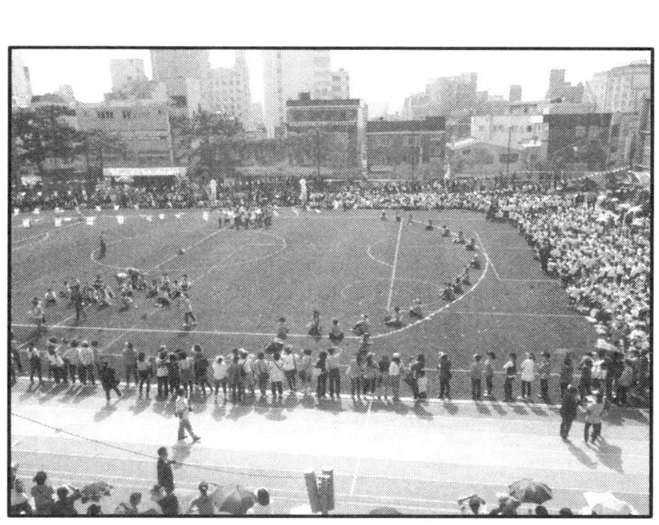

다음 겹쳐진 글자가 있습니다. 서로 맞는 글자에 줄을 그어보세요.

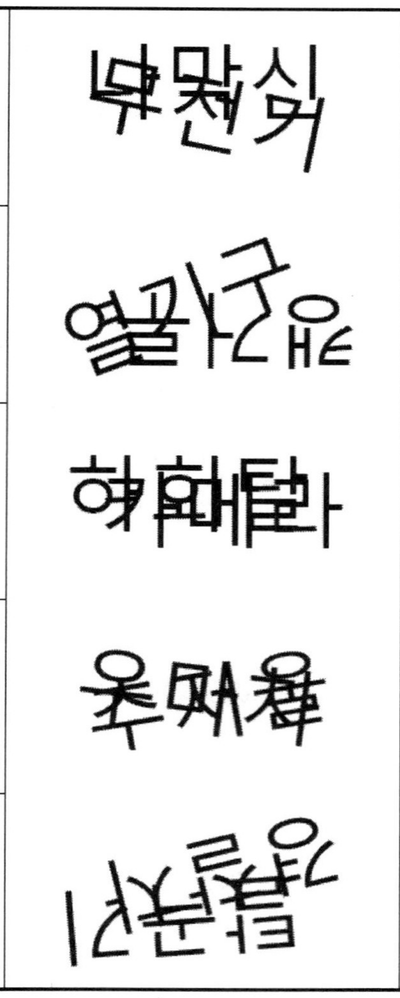

하회탈 •		• 열기구
나막신 •		• 무전기
캥거루 •		• 우마차
카메라 •		• 탈곡기
경찰차 •		• 추저울

다음 두 그림을 비교해 보고 틀린 곳을 찾아보세요.

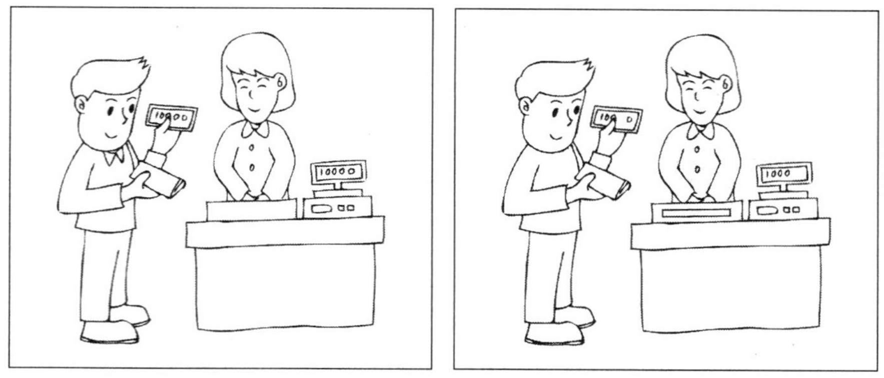

정답) 목의 칼라, 계산대, 계산기의 숫자, 지폐의 숫자

다음 단어로 이야기를 만들어보세요.
단어의 순서는 상관없으며, 보기의 단어를 모두 사용하세요.
그리고 사용한 단어를 기억해보세요.

돈가스	피아노	스푼	아침	귤
장미	행복한	거울	새	웃음

....

....

....

....

....

....

....

....

....

....

....

다음 단어로 끝말잇기를 하세요.

1. 건 전 지 → ___ 렁 ___ → ___ 미 ___ → ___ ___
2. 염 소 → ___ ___ → ___ ___ → ___ 기
3. 수 건 → ___ ___ → ___ ___ → ___ 본
4. 당 나 귀 → ___ ___ ___ → ___ ___ → ___ ___ 리
5. 전 화 기 → ___ ___ ___ → ___ ___ → ___ 밥

정답) 1. 지렁이, 이미지, 지갑 / 2. 소음, 음악, 악기 / 3. 건조, 조리, 리본
4. 귀여움, 움막, 막걸리 / 5. 기러기, 기초, 초밥

인지훈련 프로그램

_____년 _____월 _____일

다음 단어로 끝말잇기를 하세요.

1. 선 인 장 → ___ ___ ___ → ___ ___
   → ___ 담
2. 소 나 무 → ___ ___ ___ → ___ ___ ___
   → ___ 더
3. 코스모스 → ___ ___ ___ → ___ ___ ___
   → ___ 기
4. 해바라기 → ___ ___ → ___ ___ ___
   → ___ 실
5. 무 궁 화 → ___ ___ ___ → ___ ___
   → ___ 서

정답) 1. 장난감, 감상, 상담 / 2. 무지개, 개구리, 리더 / 3. 스타일, 일요일, 일기
4. 기대, 대학교, 교실 / 5. 화장품, 품질, 질서

다음 단어로 이야기를 만들어보세요.
단어의 순서는 상관없으며, 보기의 단어를 모두 사용하세요.
그리고 사용한 단어를 기억해보세요.

사슴	시계	비둘기	영화	학교
공룡	슬프다	친구	자유	기초

다음 사진을 보고 이야기를 해보세요.

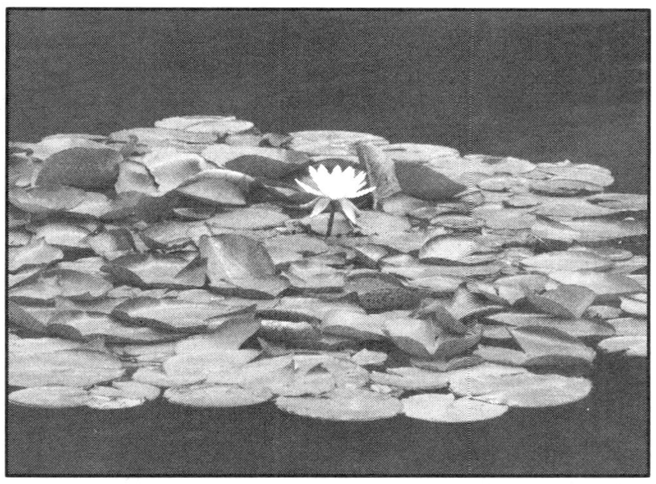

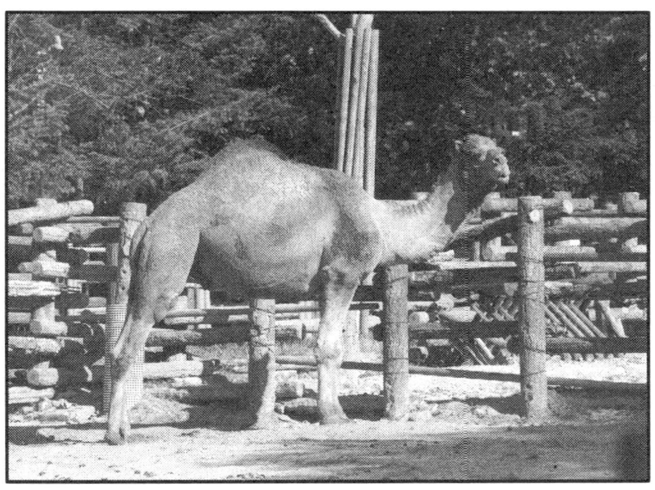

1번에서 9번까지 각 기호에 세계 각국의 화폐 단위 기호가 정해져있습니다.
각 숫자에 어떤 기호가 연결되어 있는지 잘 보고 각 기호에 알맞은 숫자를 적어보세요.

$	¢	£	¥	€	₩	₣	₭	₱
1	2	3	4	5	6	7	8	9

£	¥	$	₩	₣	¢	$	₭	€	₣

₩	₭	¥	€	₣	$	₣	¥	¢	£

정답) 첫 번째 줄 3, 4, 1, 6, 7, 2, 1, 8, 5, 7
두 번째 줄 6, 8, 4, 5, 7, 1, 7, 4, 2, 3

속초에서는 오징어를 배를 실고, 영덕에서는 대개를 실고, 포항에서는 고래 고기를 실고, 제주도에서는 말고기를 실어서 인천으로 갑니다. 다음 지시에 답해 보세요.
(연필로 줄을 치면서 보세요)

배를 타고 갑니다. 속초에서는 오징어를 배에 실고, 영덕에서는 대개를 실고, 포항에서는 고래 고기를 실고, 제주도에서는 말고기를 실어서 인천으로 갑니다.

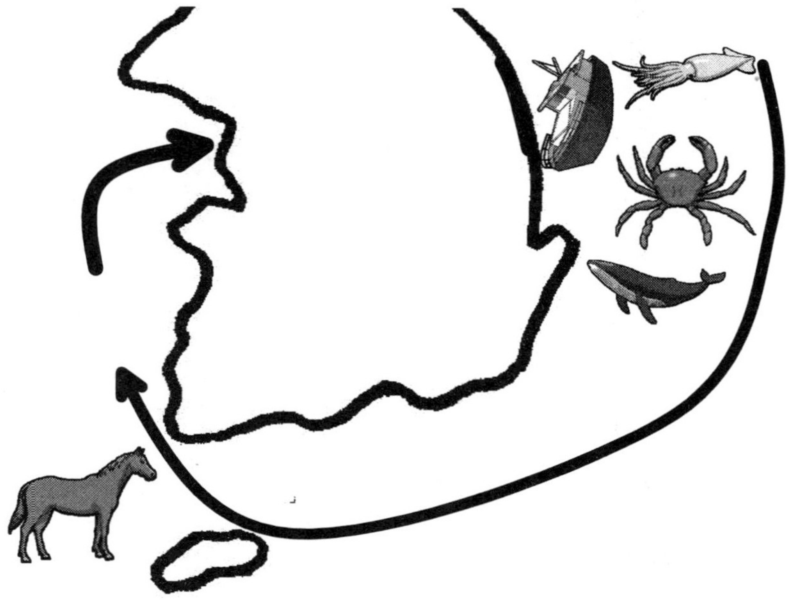

문제) 내용을 잘 기억한 뒤, 다음 빈칸을 채워 넣어보세요.
배를 타고 갑니다. (　　　)에서는 (　　　)를 배에 실고, (　　　)에서는 (　　　)를 실고, (　　　)에서는 (　　　) 고기를 실고, (　　　)에서는 (　　　)를 실어서 (　　　)으로 갑니다.

정답) 속초, 오징어, 영덕, 대게, 포항 고래 고기, 제주도, 말고기, 인천

동그라미, 세모, 네모가 뒤죽박죽으로 섞어져 있어요. 같은 모양끼리 모아 재배열하면 속담이 완성됩니다. 어떤 속담인지 맞춰보세요.

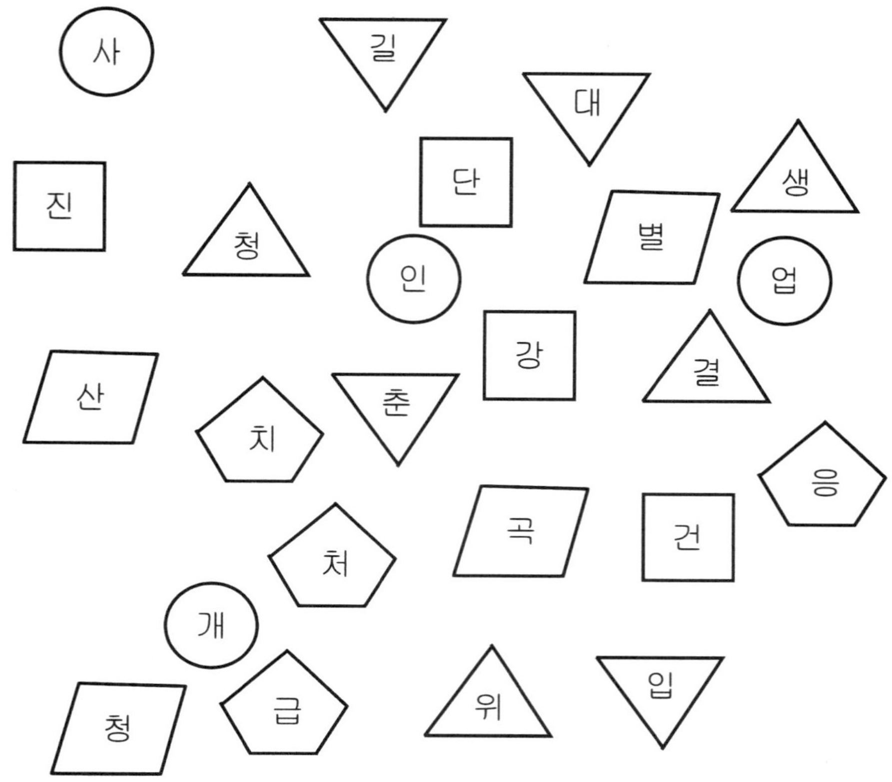

정답) 청산별곡, 개업인사, 응급처치, 건강진단, 위생청결, 입춘대길

숫자와 자음, 한자가 섞여 있습니다. 숫자 → 자음 → 한자 순으로 제일 빠른 것부터 눈으로 연결시켜보세요.

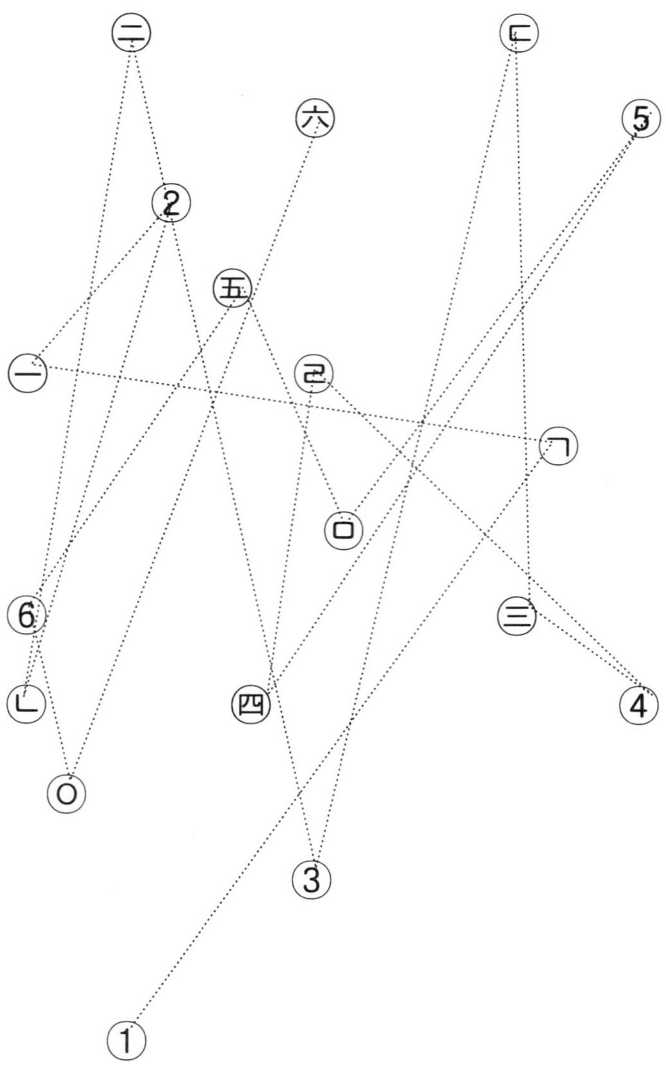

가로, 세로 힌트를 잘 보고 낱말퍼즐을 완성해 보세요.

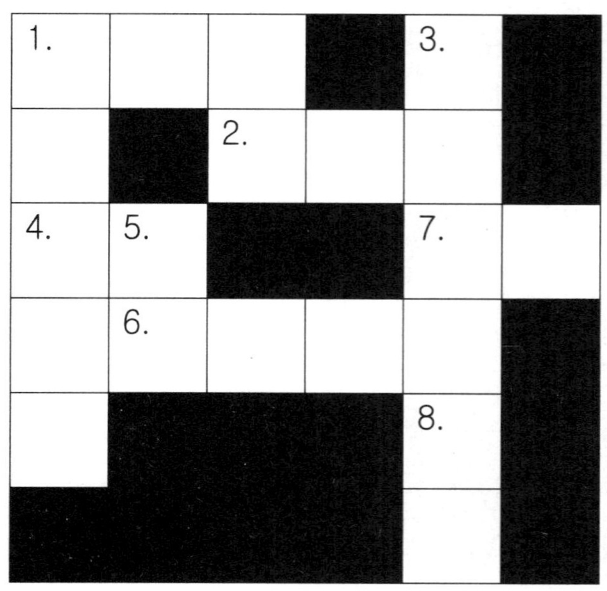

가로> 1. 삐약 그리는 가축
2. 수영할 때 발에 착용하는 것
4. 동화에 나오는 여름에 땀 흘려 열심히 일하는 곤충
6. 전통놀이로 지적된 한 사람 잡는 놀이
7. 떠도는 이야기

세로> 1. 병뚜껑을 열 때 사용하는 도구
3. 머리카락을 다듬는 곳
4. 봄을 알리는 대명사로 노란색 꽃을 피우는 나무
5. 그림을 그리는 과목
8. 돈을 찾고 저축하는 곳

정답) 가로> 1. 병아리 / 2. 오리발 / 4. 개미 / 6. 술래잡기 / 7. 소문
세로> 1. 병따개 / 3. 이발소 / 4. 개나리 / 5. 미술 / 8. 은행

인지훈련 프로그램

______년 ____월 ____일

다음 단어로 끝말잇기를 하세요.

1. 공 작 새 → ___ ___ → ___ ___ → ___ 답
2. 오 징 어 → ___ ___ ___ ___ → ___ ___ → ___ ___ ___ 루
3. 전 복 → ___ ___ → ___ ___ → ___ 도
4. 명 태 → ___ ___ → ___ ___ ___ → ___ 억
5. 안 경 → ___ ___ → ___ ___ → ___ ___ 자

정답) 1. 새우, 우정, 정답 / 2. 어린아이, 이후, 후춧가루 / 3. 복습, 습득, 득도
4. 태양, 양배추, 추억 / 5. 경치, 치과, 과학자

다음 그림들 중 하나의 특성이 다릅니다. 어떤 것이 이야기 해보시고 다른 그림들의 공통점은 무엇일까요?

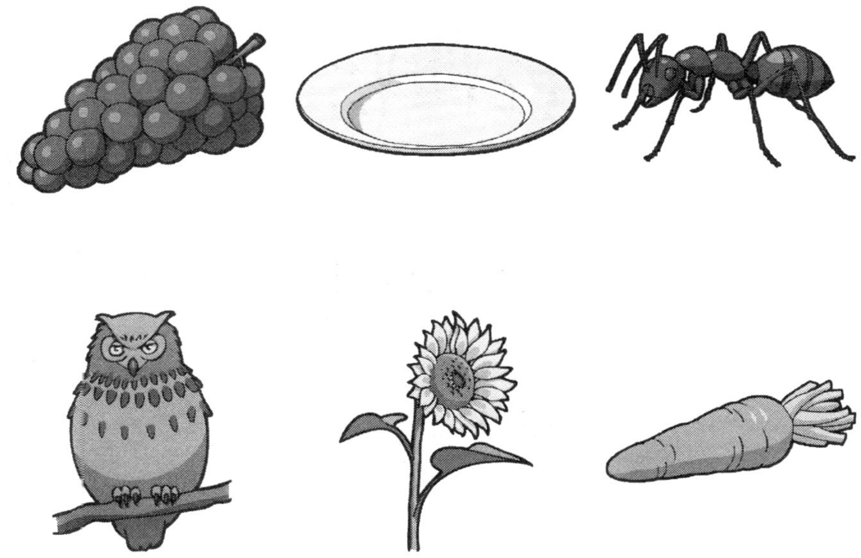

정답) 접시 : 인위적으로 만든 것이다. 생명이 있다.

다음 사진을 보고 이야기를 해보세요.

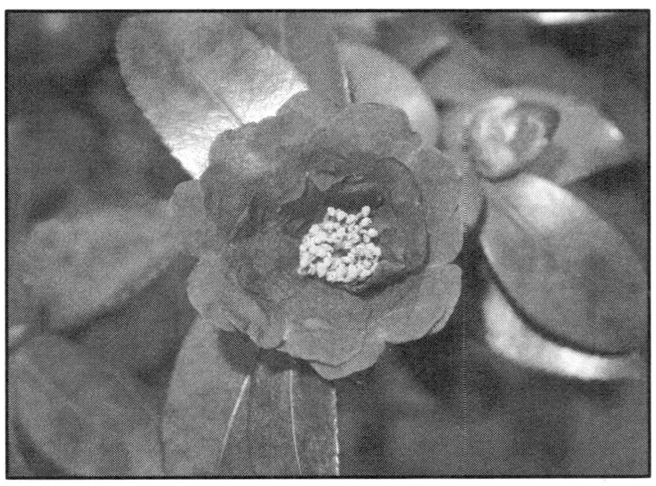

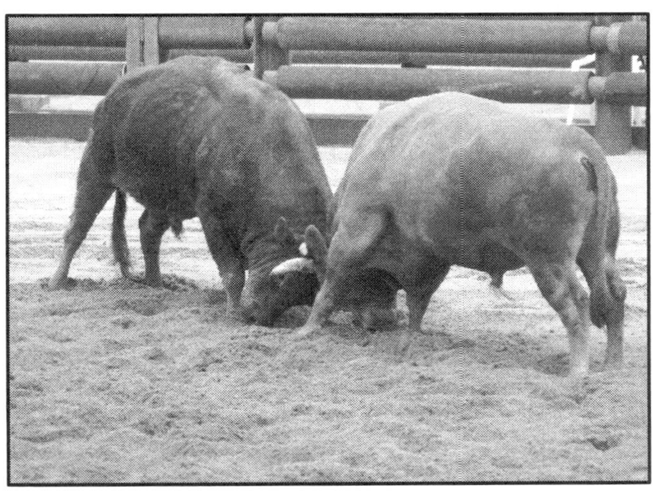

다음 그림을 보면서 이름이 무엇인지 말해보세요. 여러 번 그림 이름을 말해 본 뒤 책을 덮고 어떤 그림이 있었는지 생각해 보세요. 총 15개의 그림이 있습니다. 3번 반복해 보세요.

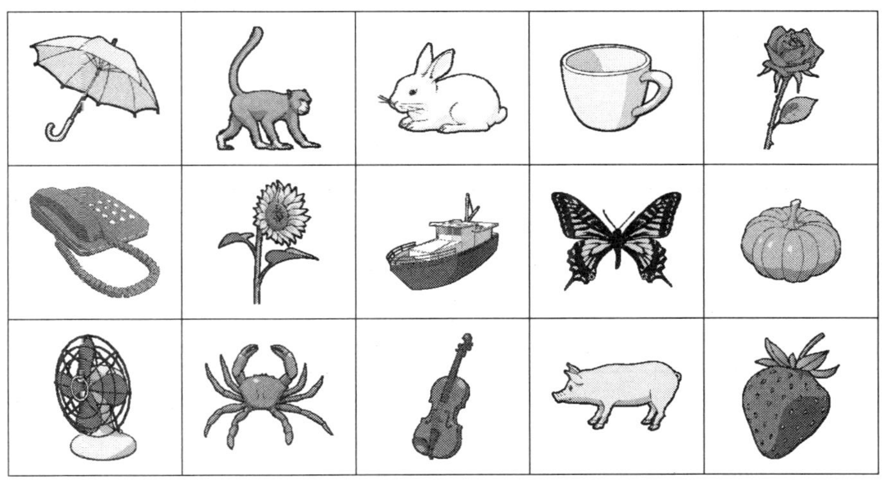

아래에 있는 것들 중에 있었던 것을 동그라미로 표시해 보세요.

자전거	호랑이	딸기	포도	컵
우산	라디오	원숭이	고등어	장미
의자	토끼	염소	돼지	전화기
시계	호박	해바라기	연필	선풍기
밥그릇	게	촛대	바이올린	깻잎
달기	북	배	감자	개구리

여러 가지 그림이 겹쳐져 있습니다. 어떤 그림들이 겹쳐져 있는 것일까요?

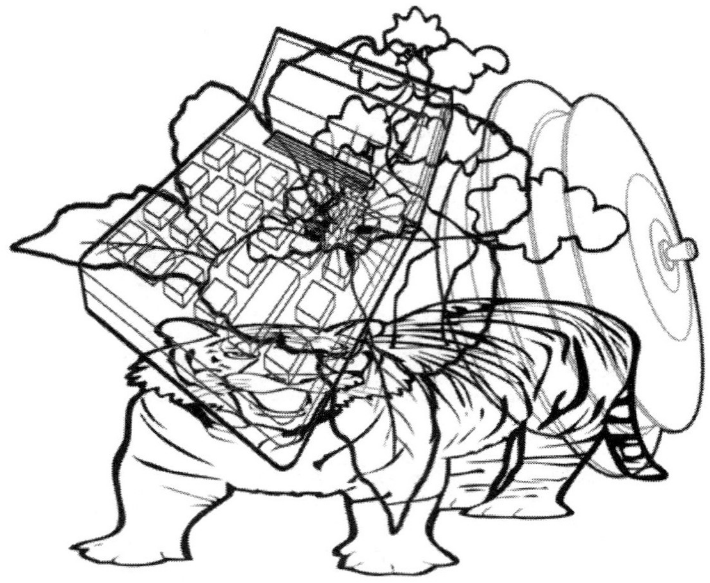

정답) 가마솥, 무궁화, 호랑이, 소나무, 계산기

세일, 할인에도 역사가 있습니다. 사회의 변화에 따라 소비자의 호기심을 유혹하기 위해 만들어진 선전 문구들을 보면서 공짜 쇼핑을 해봅시다.

1. 우유 2통, 장난감 스포츠카 1대, 고무장갑 2짝, 귤 2봉지를 사고 10,000원을 내면 얼마를 거슬러 받나요?
2. 라면 5개, 김치 1봉지, 돼지고기 2근, 골든 키위 15개, 가을 정장 1벌, 곶감 1줄이 장바구니에 담겨있습니다. 지갑에 40,000원이 들어 있는데 계산을 해 보니 40,000원이 넘습니다. 무엇을 빼면 제일 잔돈을 적게 남길까요?

마트 뒤죽박죽 대 할인			
노마진 우유 330ml 한통 1,000원→450원	선착순 10분 햄 200g 2,000원→1,500원	10분 한정 원가 파괴 라면 5개 2,000원→1,000원	부도 상품 급매 1봉지 사면 2봉지가 공짜 김치 5포 들이 5,000원
50% 왕창 세일 밑을 수 없는 가격 가을 정장 1벌 50,000원 →25,000원	가격 파괴 선언 참기름 (중국산) 1병 10,000원→6,550원	1줄 사면 1줄이 공짜 곶감 1줄 3,000원	
	긴급 대 처분 강남의 25평 아파트 1채 5만원→2만 5천원	이월상품 대 처분 미국산 오렌지 1 박스 만원→이만원	파산 부도 고별전 외제 스포츠카 1 대 사천원 →이천오백원 (주의: 장난감 차임)
3개 무조건 1,000원	이윤 포기	골라골라 천원 땡	최저가격 골든 키위 10원→1원 (정말 최저가격 맞습니다. 이 가격에 밑지고 팝니다)
두루마리 휴지 1롤	고무장갑 2짝 2천 5백원	통닭1마리	
비누 1셋트	돼지고기 1근 3,000원	귤 1봉지	배추 1포기 5원
세제 1통	월간지 1권 2,000원	대파 1단	서울 땅 1평 10원

정답) 1. 2,100원 / 2. 골든 키위

입체도형이 그려져 있습니다. 입체적인 느낌이 잘 표현되도록 그림과 똑같이 그려보세요.

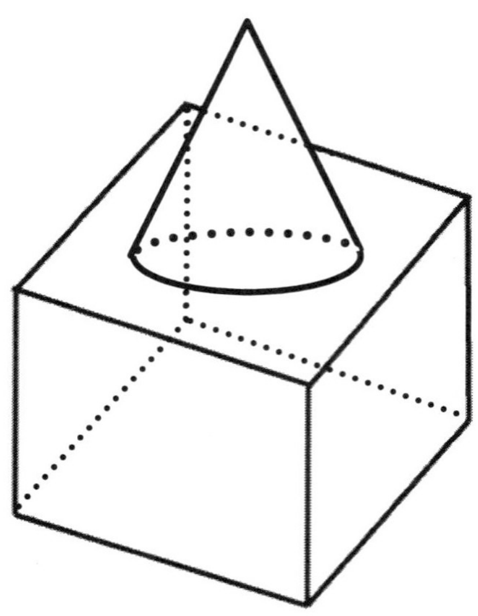

다음 겹쳐진 글자가 있습니다. 서로 맞는 글자에 줄을 그어보세요.

바둑판 •		• 잠자리
송충이 •		• 바나나
선인장 •		• 도토리
풍뎅이 •		• 토마토
가마솥 •		• 방패연

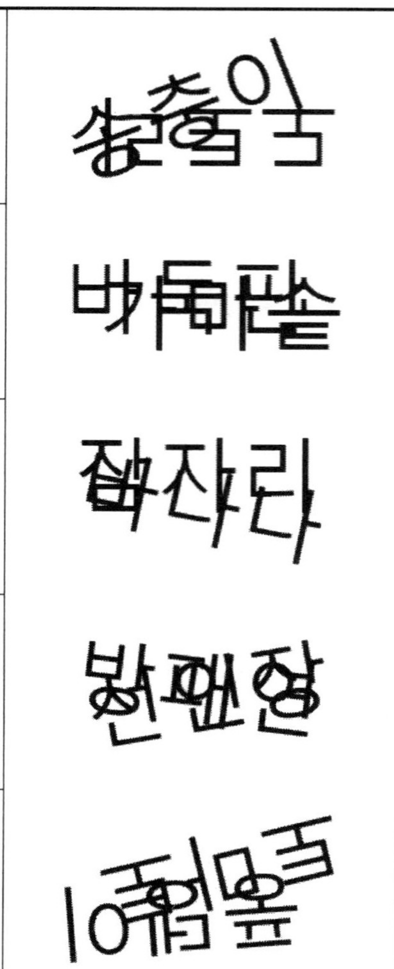

인지훈련 프로그램

_______년 _____월 _____일

[편지쓰기]

- 소중한 사람에게 편지를 써 보세요.

1. 누구에게 편지를 쓸 건가요?

2. 그 사람에게 편지를 쓰는 이유는 무엇인가요?

3. 그 사람은 어떠한 사람인가요?

4. 편지에 포함될 내용은 무엇인가요?

5. 편지를 쓴 다음 우체통에 편지를 넣고, 답장을 기다려 보세요.

아래의 그림과 같이 반복되는 모양을 빈곳에다가 펜으로 똑같이 그려보세요.

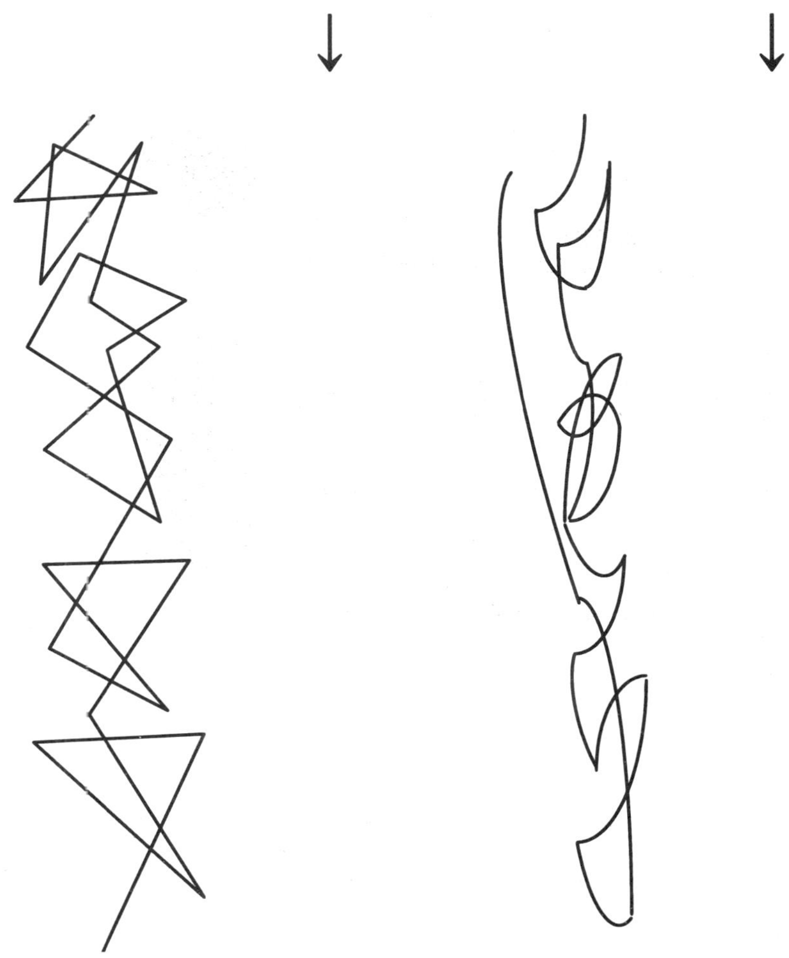

여러 가지 그림이 겹쳐져 있습니다. 어떤 그림들이 겹쳐져 있는 것일까요?

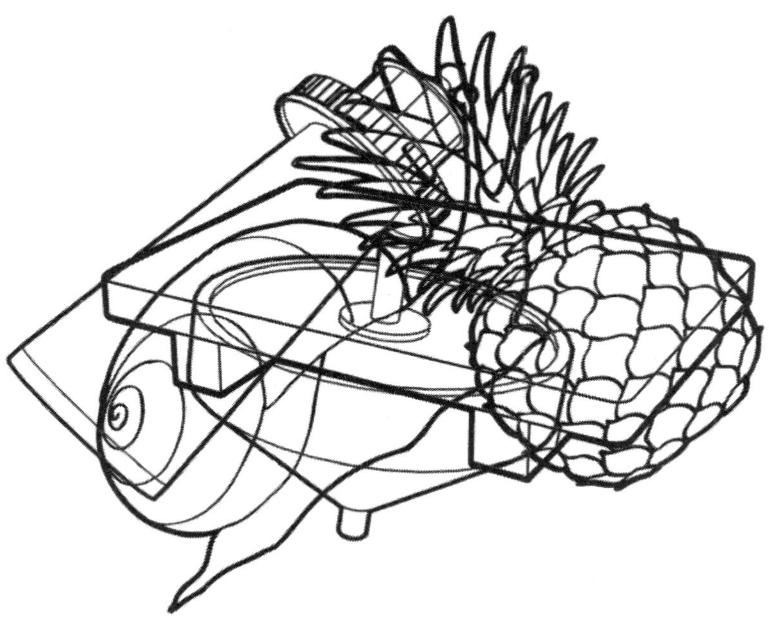

정답) 달팽이, 파인애플, 팽이, 등대, 도마

다음 두 그림을 비교해 보고 틀린 곳을 찾아보세요.

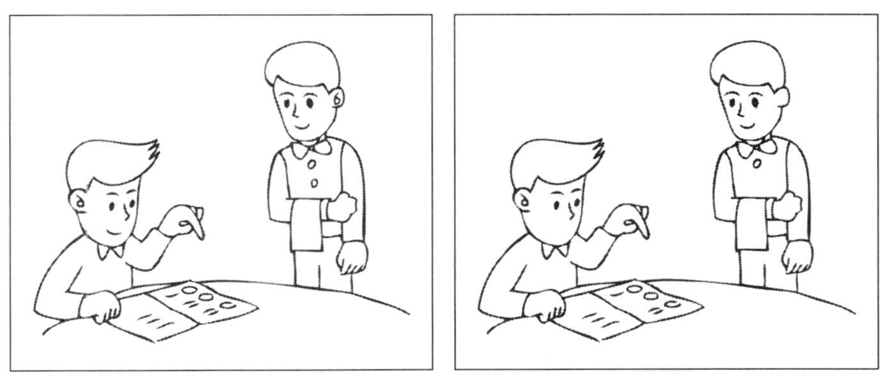

정답) 왼쪽 귀, 입, 메뉴판의 글자

개미가 땅 굴속에 숨겨놓은 잠자리를 먹으러 들어갑니다. 연필로 줄을 그어 개미의 집안으로 들어가 봅시다. 옆줄에 선이 닿지 않도록 조심하면서!

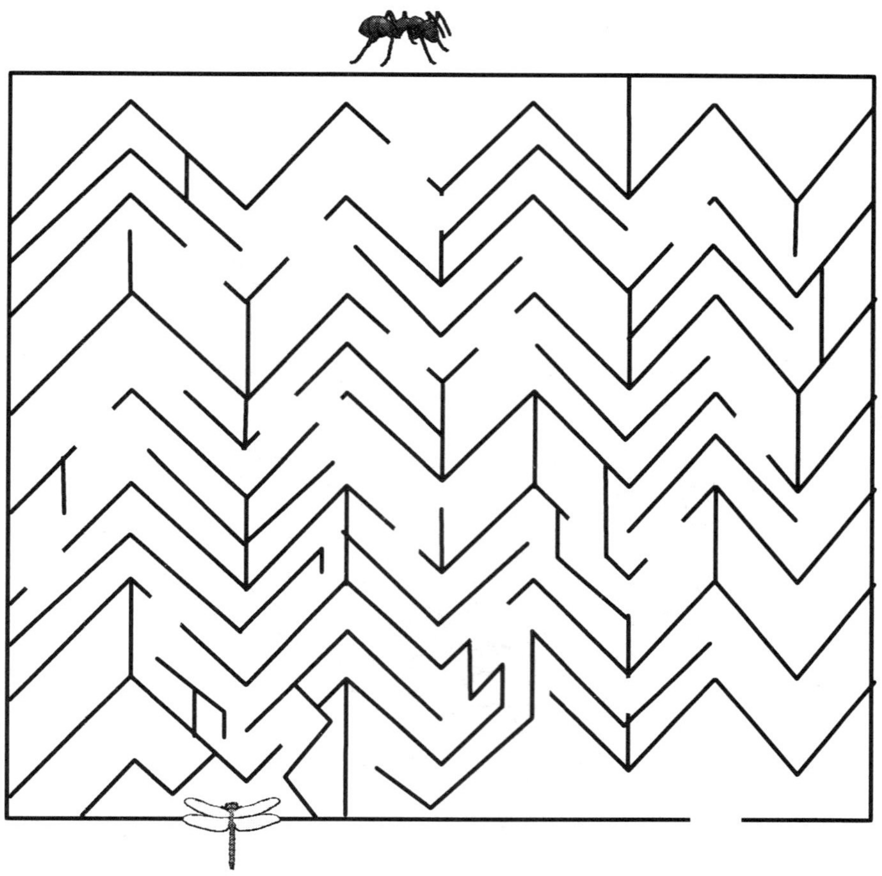

알파벳 대문자와 소문자가 섞여져 있습니다. 대문자를 모두 연결한 후 이어서 소문자를 연결하면 어떤 그림이 완성될까요?

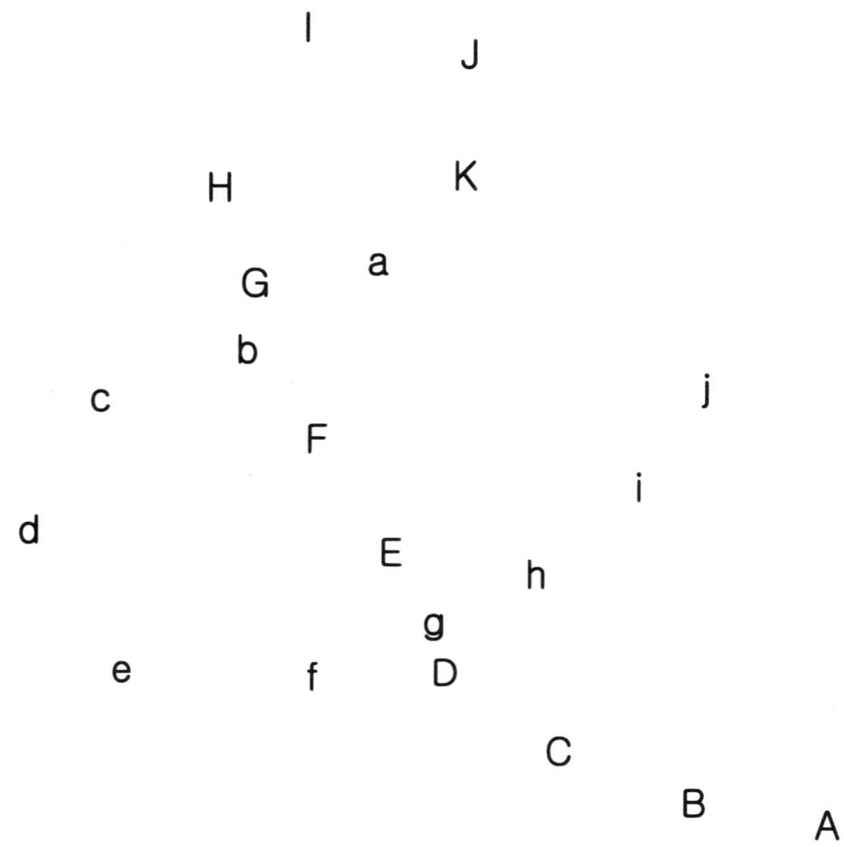

동그라미, 세모, 네모가 뒤죽박죽으로 섞어져 있어요. 같은 모양끼리 모아 재배열하면 속담이 완성됩니다. 어떤 속담인지 맞춰보세요.

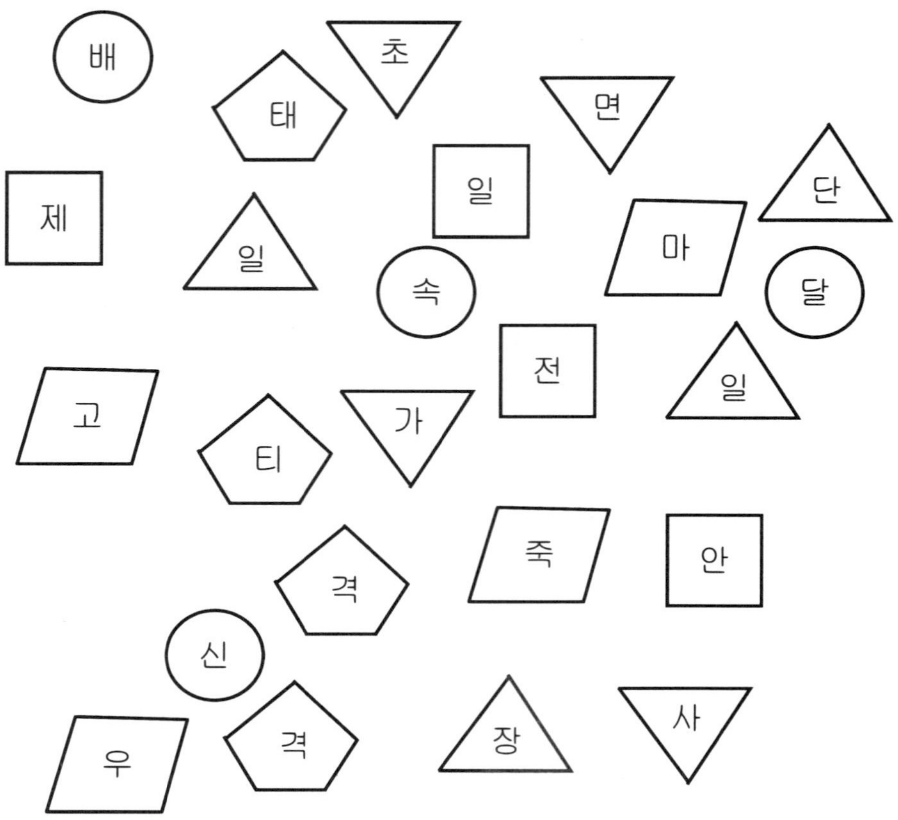

정답) 티격태격, 죽마고우, 일장일단, 안전제일, 사면초가, 신속배달

개업식에 가면 경품 추첨으로 선물을 줍니다. 각각의 번호를 선택하면 그와 연결된 상품을 줍니다. 1 번에 연결된 선물을 확인해 보세요. 줄을 그으면서 위의 선물을 외우시되 사다리 타기를 하면서 외워보세요.

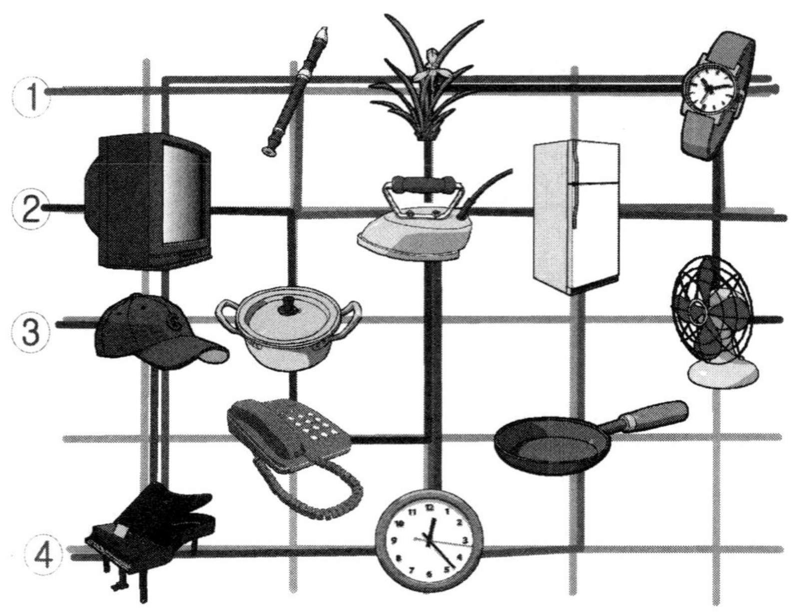

1. 빨간 선을 따라가면 6가지의 선물이 있습니다. 무엇이 있었나요?

2. 순서대로 이야기 해보세요.

3. 악기가 하나 있었습니다. 기억해 보세요.

정답) 1. 피리, 다리미, 벽시계, 후라이팬, 냉장고, 손목시계
2. 피리, 다리미, 벽시계, 후라이팬, 냉장고, 손목시계 / 3. 피리

인지훈련 프로그램

_______년 _____월 _____일

숫자와 자음, 한자가 섞여 있습니다. 숫자 → 한자 순으로 제일 빠른 것부터 눈으로 연결시켜보세요.

① ㊁ ⑧ ㉢
㊅ ㊆ ⑤
② ⑨
㊄
㊀ ㉣
㉠ ㉤
③ ㊇
⑥ ㊂
㉡ ㊃ ④
㉧ ⑦
㉥ ㊈
㉨ ㉦

귀뚜라미가 자신의 그림자를 찾으려 합니다. 연필로 줄을 그으며 그림자를 찾아 봅시다. 옆줄에 선이 닿지 않도록 조심하면서!

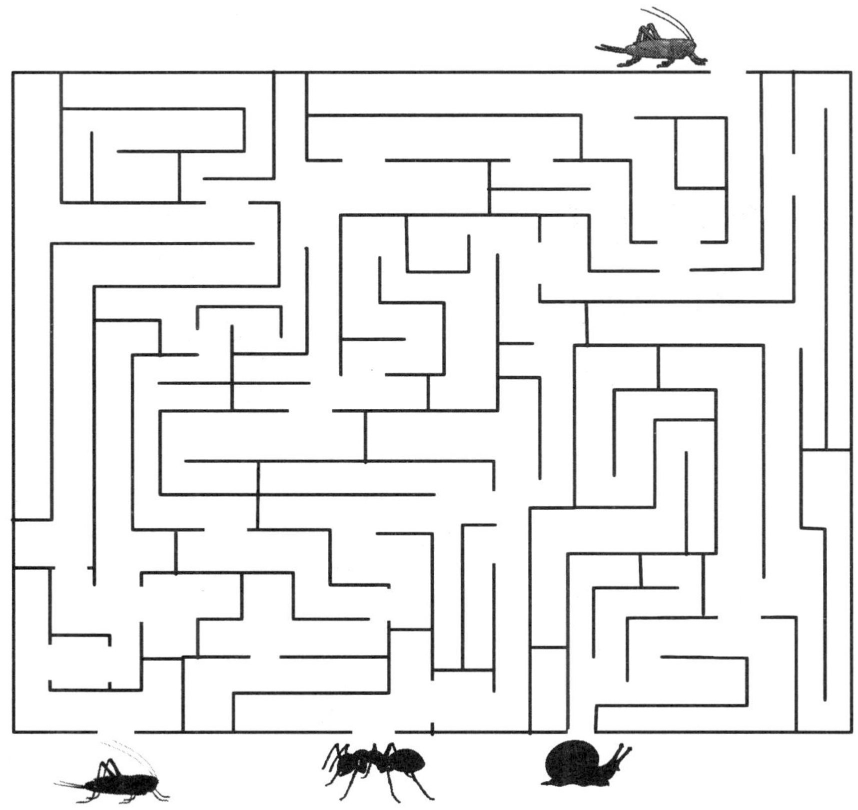

다음 단어로 이야기를 만들어보세요.
단어의 순서는 상관없으며, 보기의 단어를 모두 사용하세요.
그리고 사용한 단어를 기억해보세요.

노랑	신발	의자	배구	수박
가을	불쌍한	메일	달력	종이

아래의 표에는, 다섯 가지 범주에 속하는 단어들이 각각 5개씩 제시가 되어 있습니다.
각 범주에 해당하는 단어들을 순서대로 외워 보세요.
다 외웠으면 아래의 빈칸에 한번 채워 보도록 합시다.
다 못 외우셨다면, 다 외울 수 있을 때까지 반복해 보세요.

과일	가구	운동	건물	직업
머 론	장롱	테니스	약국	소방관
참외	책꽂이	볼링	구청	판사
ㅋ 위	화장대	배구	법원	안내원
복숭아	장식장	농구	보건소	경찰관
ㅅ과	침대	스쿼시	학교	간호사

과일	가구	운동	건물	직업

세일, 할인에도 역사가 있습니다. 사회의 변화에 따라 소비자의 호기심을 유혹하기 위해 만들어진 선전 문구들을 보면서 공짜 쇼핑을 해봅시다.

1. 참기름 1병, 가을 정장 1벌, 돼지고기 1근을 사고 40,000원을 내면 얼마를 거슬러 받나요?
2. 우유 2통, 곶감 1줄, 대파 2단, 햄 400그램, 월간지 1권을 사려고 계산대에서 만원을 준비하였습니다. 얼마를 더 내야 하나요?

마트 뒤죽박죽 대 할인			
노마진 우유 330ml 한통 1,000원→450원	**선착순 10분** 햄 200g 2,000원→1,500원	10분 한정 원가 파괴 라면 5개 2,000원→1,000원	부도 상품 급매 1봉지 사면 2봉지가 공짜 김치 5포 들이 5,000원
50% 왕창 세일 믿을 수 없는 가격 가을 정장 1벌 50,000원 →25,000원	가격 파괴 선언 참기름 (중국산) 1병 10,000원→6,550원	1줄 사면 1줄이 공짜 곶감 1줄 3,000원	
	긴급 대 처분	이월상품 대 처분	파산 부도 고별전
	강남의 25평 아파트 1채 5만원→2만 5천원	미국산 오렌지 1 박스 만원→이만원	외제 스포츠카 1 대 사천원 →이천오백원 (주의: 장난감 차임)
3개 무조건 1,000원	이윤 포기	골라골라 천원 땡	최저가격 골든 키위 10원→1원 (정말 최저가격 맞습니다. 이 가격에 밑지고 팝니다)
두루마리 휴지 1롤	고무장갑 2짝 2천 5백원	통닭1마리	
비누 1셋트	돼지고기 1근 3,000원	귤 1봉지	배추 1포기 5원
세제 1통	월간지 1권 2,000원	대파 1단	서울 땅 1평 10원

정답) 1. 5,450원 / 2. 900원

그림이 여러 조각으로 나뉘어져 있네요. 조각을 모으면 어떤 그림이 될까요?

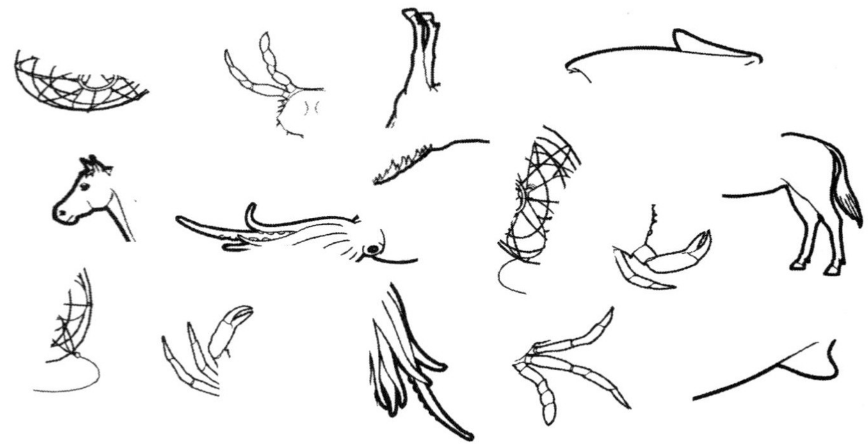

정답) 선풍기, 말, 게, 오징어

가로, 세로 힌트를 잘 보고 낱말퍼즐을 완성해 보세요.

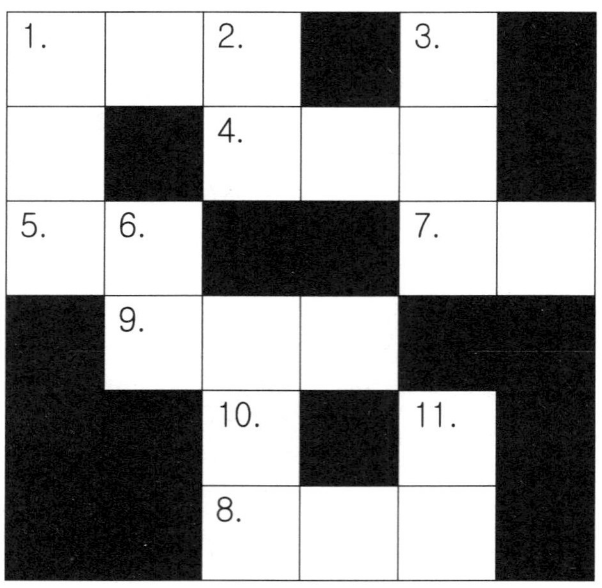

가로> 1. 여자가 변심할 때 거꾸로 신던 신
4. 문구를 파는 곳
5. 옛날부터 간장 된장을 보관하던데 사용하던 흙으로 만든 용기
7. 청소년들이 흡입하여 문제가 된 것
9. 말짱 ---
8. 물건을 만드는 사람의 반대

세로> 1. 우리나라에서 제일 기본이 되는 양념
2. 아침에 소식을 전해주는 것
3. 지구의 모양을 본떠 만든 것
6. 일본이 자기 땅이라고 우기는 섬
10. 밭에서 주로 키워지는 먹거리
11. 심체의 제일 높은 곳에 올려지는 소지품

정답) 가로> 1. 고무신 / 4. 문방구 / 5. 장독 / 7. 본드 / 8. 소비자 / 9. 도루묵
세로> 1. 고추장 / 2. 신문 / 3. 지구본 / 6. 독도 / 10. 채소 / 11. 모자

다음 그림들의 공통점은 무엇일까요?

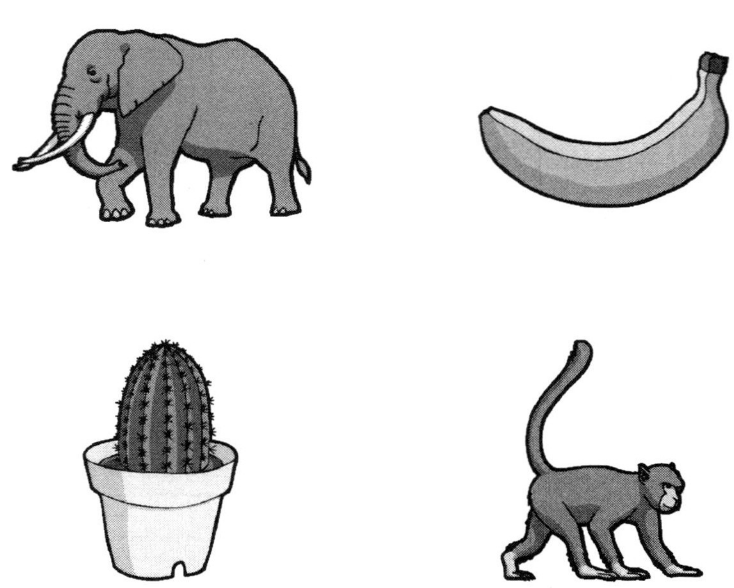

정답) 외국에서 들어온 것들이다.

인지훈련 프로그램

_____년 _____월 _____일

다음 단어로 끝말잇기를 하세요.

1. 은　행 → ___ ___ → ___ ___ → ___ 구
2. 이 발 소 → ___ ___ ___ → ___ ___ ___ → ___ ___
3. 아 파 트 → ___ ___ ___ → ___ ___ → ___ 단
4. 목 욕 탕 → ___ ___ ___ → ___ ___ → ___ 서
5. 학　교 → ___ ___ → ___ ___ → ___ ___ ___ 지

정답) 1. 행동, 동지, 지구 / 2. 소나무, 무지개, 개념 / 3. 트로트, 트집, 집단
4. 탕비실, 실용, 용서 / 5. 교통, 통역, 역지사지

그림들이 겹쳐져 있습니다. 무엇이 아래에 있고 위에 있는지 주의하면서 빈 공간에 똑같이 그려보세요.

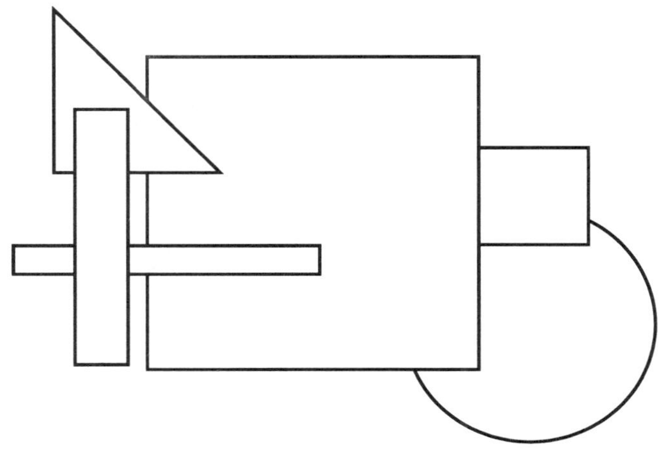

세 가지 그림이 겹쳐져 있네요. 어떤 그림들이 겹쳐져 있는 것일까요?

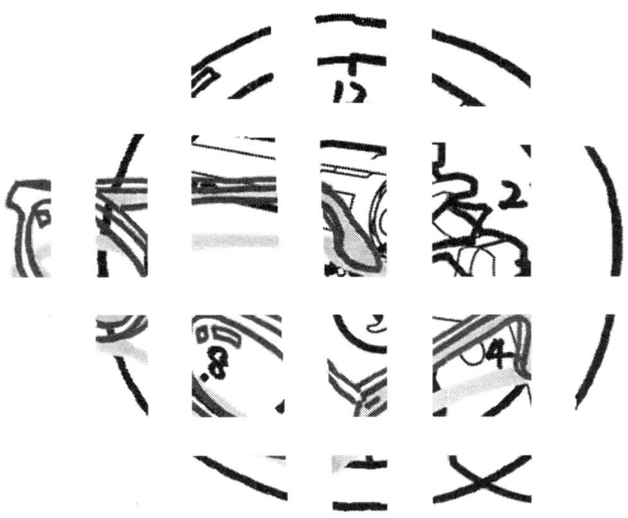

정답) 안경, 권총, 시계

다음 단어로 이야기를 만들어보세요.
단어의 순서는 상관없으며, 보기의 단어를 모두 사용하세요.
그리고 사용한 단어를 기억해보세요.

파랑	바지	컴퓨터	침대	축구
오렌지	하얀색	따뜻함	하늘	노래

다음은 일기의 한 부분입니다. 자세히 읽어보시고 아래에 답을 해주세요.

핸드폰을 바꿨다
요즘은 전화기도 공짜로 주는 참 좋은 세상이다. 무선전화회사에서 부담한다고는 하지만, 낭비라는 생각도 든다. 40-50 만원하는 최신형 핸드폰을 공짜로 가질 수 있다는 것에 내심 흐뭇한 기분도 드는데, 무선전화는 전화비가 비싸게 흠이다. 하지만 인터넷 전화와 핸드폰을 같은 회사로 할 경우 요금할인도 많이 된다고도 한다. 하루가 다르게 새로운 전자제품들이 쏟아지는데 MP3, 넷북, 블루투스, iPad 등 그 종류도 다양하다. 이들을 접하며 세상 따라 잡으려 하지만 여간 힘들지 않다.
예전에 좋아하는 노래는 테이프나 레코드판을 사거나 라디오에서 나오는 노래를 직접 녹음하는 경우가 있었지만 지금은 휴대전화로 직접 들을 수 있다. 요즘에도 인가가 있는 지나간 노래의 순위를 매겨보면 1등 고향 역(나훈아), 2등 남행 열차(김수희), 3등 눈물 젖은 두만강(김정구), 4등 소양강 처녀(김태희), 4등 저 푸른 초원위에(남진), 6등 그 겨울의 찻집(조용필), 7등 목포의 눈물(이난영) 등이 있다.

흘러간 가요 중 위에서 언급된 노래와 가수를 채워보세요.

1등 고향 역(　　　), 2등 남행 열차(　　　), 3등 (　　　　　　)(김정구),
4등 (　　　) 처녀(김태희), 4등 저 푸른 (　　　)위에(남진),
6등 그 겨울의 찻집(　　　), 7등 (　　　)의 눈물(이난영)

정답) 나훈아, 김수희, 눈물 젖은 두만강, 소양강, 초원, 조용필, 목포

1, 가, 2, 나, 3, 다 순서대로 눈으로 연결시켜보세요.

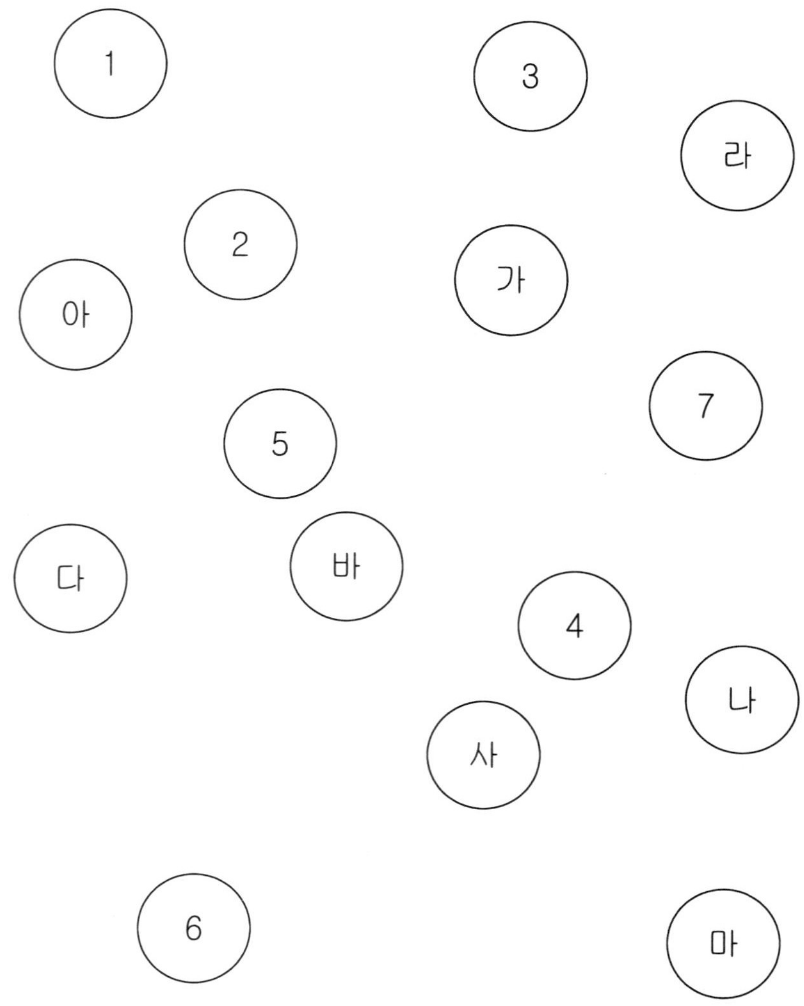

OO홈쇼핑의 신참 쇼핑호스트 삼순양. 고객들은 최대한 싼 제품을 많이 사려고 하겠죠? 고객이 되어 맘껏 쇼핑을 해보세요...
(단, 만원이상 구매시 택배는 공짜! 돋보기는 그 날 가장 할인율이 큰 품목을 살 수 있게 도와주는 기능으로 이용시 3,000원의 이용료가 부가됩니다)

1. 할인율이 가장 큰 품목 4개를 찾아 이들의 총합을 계산해 보세요.
2. 세탁기 1대, 운동화 한 켤레, 블라우스 1개, 재킷 한벌을 택배 주문하고 100,000원을 입금했습니다. 얼마를 되돌려받을 수 있나요?

<table>
<tr><th colspan="4">OO홈쇼핑 찬스!</th></tr>
<tr><td>엄마를 위한 선물!</td><td colspan="2">가격 파괴</td><td rowspan="2">1개 사면 1개 공짜!!
농구공
2,000원 → 1,000원</td></tr>
<tr><td>나들이 모자
15,000원
→3,750원</td><td>가방
25,000원
→12,500원</td><td>운동화
20,000원
→10,000원</td></tr>
<tr><td>50% 왕창 세일</td><td colspan="2">이월상품 대 처분</td><td rowspan="3">주전부리
간식 모음 세트
5000원 → 3,750원</td></tr>
<tr><td>세탁기 1대
70,000원
→35,000원</td><td>고급 블라우스
20,000원
→15,000원</td><td>반짝이 구두
만원 → 2,500원</td></tr>
<tr><td colspan="2">이윤 포기
로션 5,000원 → 1,250원</td><td>골라골라 최저가격</td></tr>
<tr><td colspan="2" rowspan="2">재킷 50,000원 → 37,500원</td><td rowspan="2">바지
100,000원
→75,000원</td><td>전국택배 5,000원</td></tr>
<tr><td>돋보기 3,000원</td></tr>
</table>

정답) 1. 8,500원 / 2. 2,500원

아래의 그림과 같이 반복되는 모양을 빈곳에다가 펜으로 똑같이 그려보세요.

↓

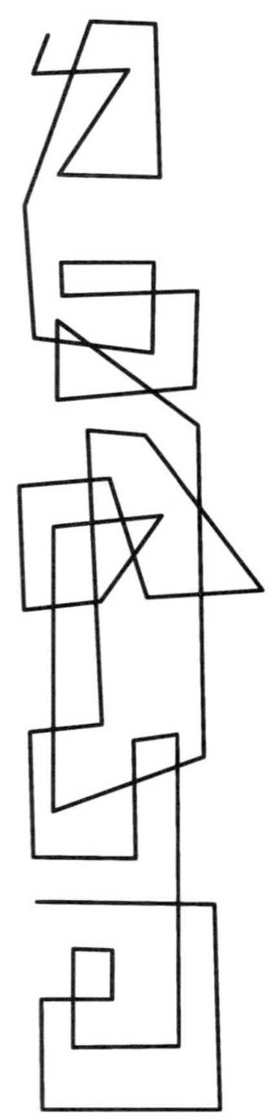

인지훈련 프로그램

_______년 _____월 _____일

개업식에 가면 경품 추첨으로 선물을 줍니다. 각각의 번호를 선택하면 그와 연결된 상품을 줍니다. 3 번에 연결된 선물을 확인해 보세요. 줄을 그으면서 위의 선물을 외우시되 사다리 타기를 하면서 외워보세요.

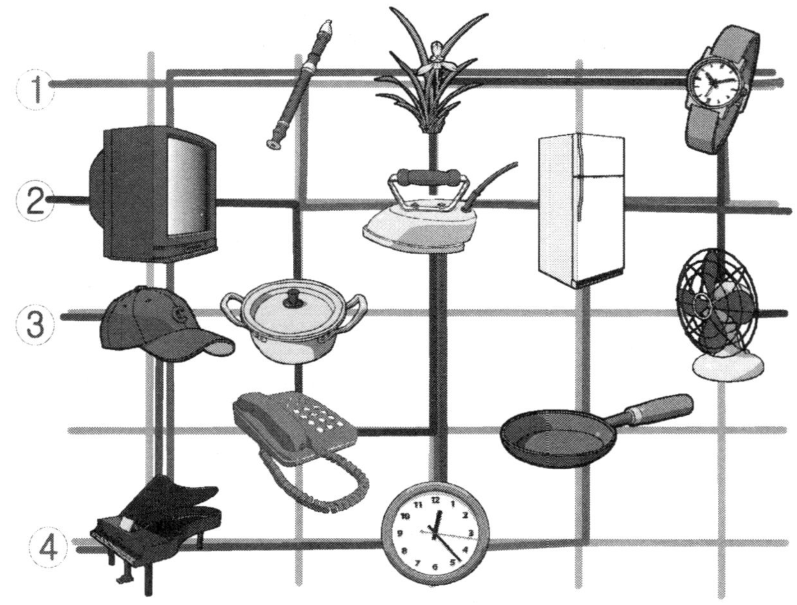

1. 보라색 선을 따라가면 6가지의 선물이 있습니다. 무엇이 있었나요?
2. 순서대로 이야기 해보세요.
3. 보라색 선 중, 제일 가벼운 물건과 사용하기 위해서는 전기가 필요한 것 3가지는?

정답) 1. 모자, 피아노, 벽시계, 다리미, 냉장고
2. 모자, 피아노, 벽시계, 다리미, 냉장고 / 3. 벽시계, 다리미, 냉장고

성냥개비를 가지고 아래의 모양과 똑같이 만들어 보세요. 성냥 머리의 방향도 같아야 합니다.

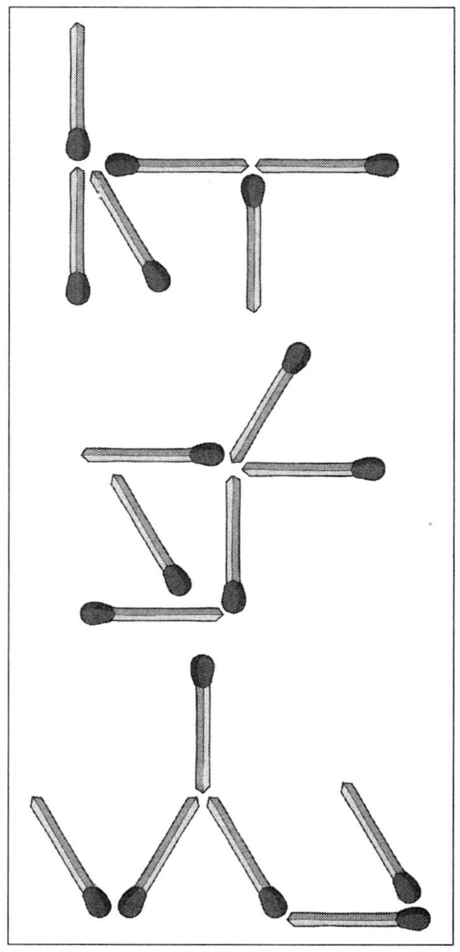

그림들이 겹쳐져 있습니다. 무엇이 아래에 있고 위에 있는지 주의하면서 빈 공간에 똑같이 그려보세요.

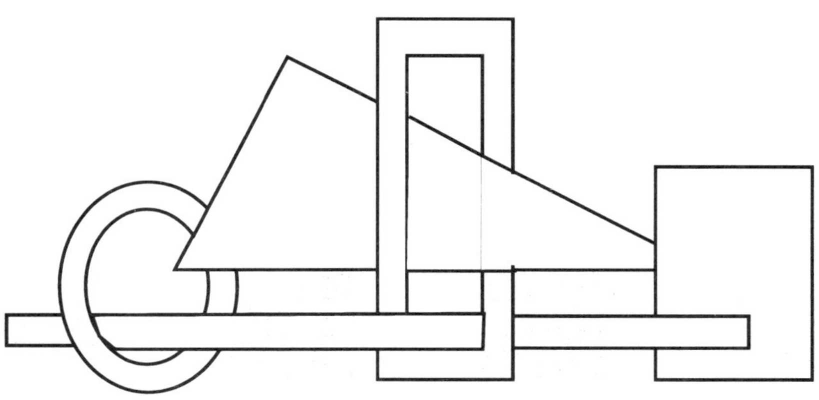

같은 모양의 무늬가 나열되어 있습니다. 지워진 부분이 옆의 무늬와 같아지도록 채워 넣으세요.

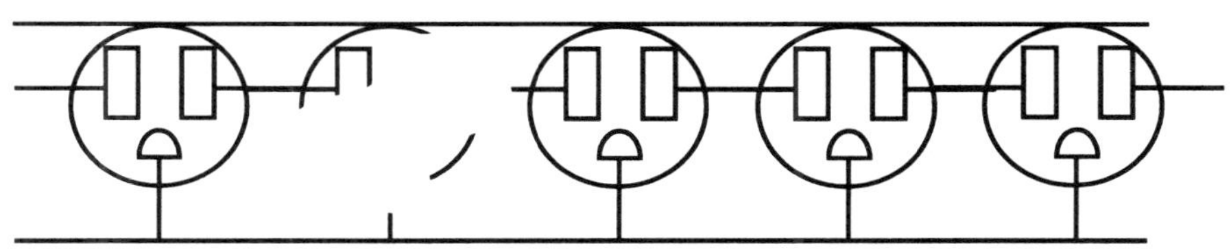

다음 글자로 속담을 맞춰보세요.
검은색이 칠해진 칸의 글자를 유추하며, 속담 전체를 적어보세요.

1.

누	■	■	고	■	부	좋	■

....

2.

■	재	■	게	■	이	■

....

정답) 누이 좋고 매부 좋다. 가재는 게 편이라

다음 단어로 끝말잇기를 하세요.

1. 옥 수 수 → ___ 영 ___ → ___ 독 ___
→ ___ ___ 무

2. 치 마 → ___ ___ → ___ ___
→ ___ 고 ___ ___

3. 바 지 → ___ ___ → ___ ___
→ ___ 걸 ___

4. 자 전 거 → ___ ___ ___ → ___ ___ ___
→ ___ 차

5. 고 양 이 → ___ ___ ___ → ___ ___ ___
→ ___ ___ 표

정답) 1. 수영장, 장독대, 대나무 / 2. 마차, 차표, 표고버섯 / 3. 지갑, 갑옷, 옷걸이
4. 거미줄, 줄넘기, 기차 / 5. 이발소, 소방차, 차림표

[가족에 대한 글짓기]

1. 자신의 가족 가계도를 그려봅시다.

2. 자신과 가장 친한 가족 구성원은 누구이고 즐거웠던 추억을 말씀해보세요.

3. 지금 가장 보고 싶은 가족구성원은 누구이며 무슨 말을 해주고 싶습니까?

세 가지 그림이 겹쳐져 있네요. 어떤 그림들이 겹쳐져 있는 것일까요?

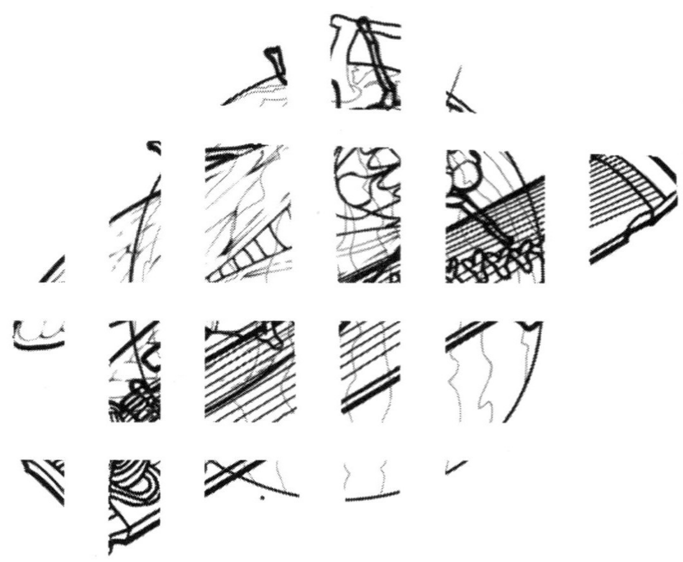

정답) 수박, 매미, 가야금

인지훈련 프로그램

________년 ______월 ______일

아래 그림들 중에서 공통적인 것을 2개씩 묶어보세요.
왜 그런지 이유도 말해보세요.

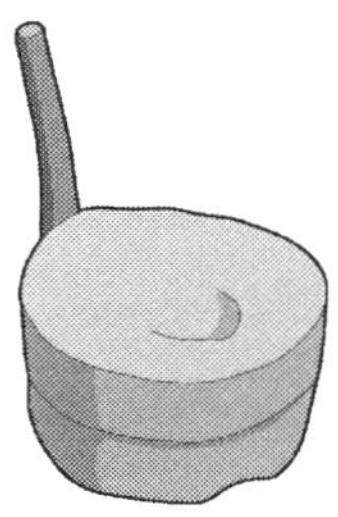
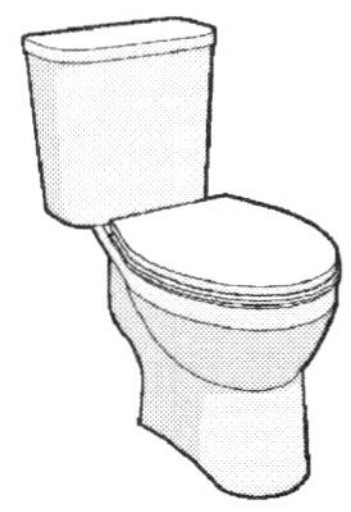
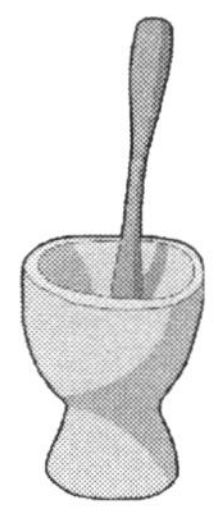
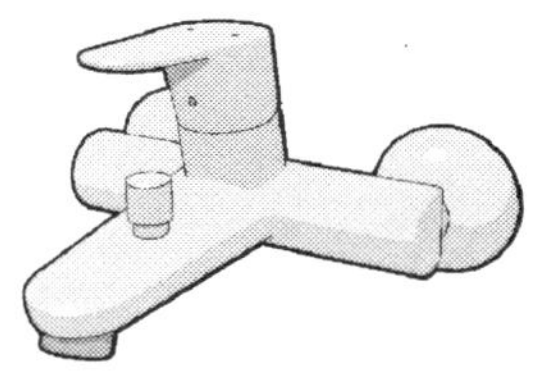
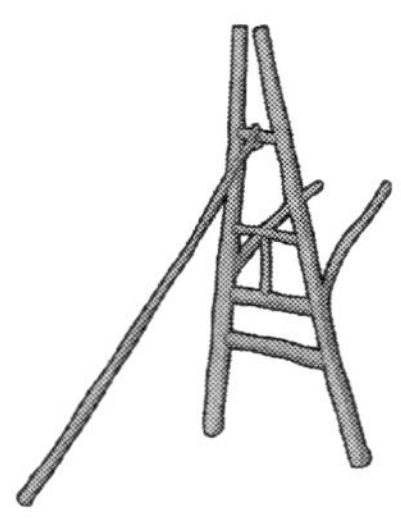
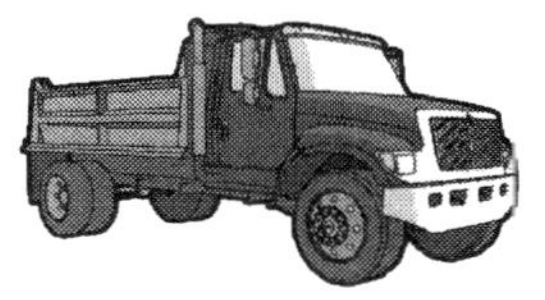

정답) 오래된 것: 절구, 멧돌 // 물건을 옮기는 도구: 지게, 트럭
화장실에 있는 것: 양변기, 수도꼭지

눈사람의 반쪽만 그려져 있습니다. 선을 기점으로 대칭이 되도록 나머지 반쪽을 그려보세요.

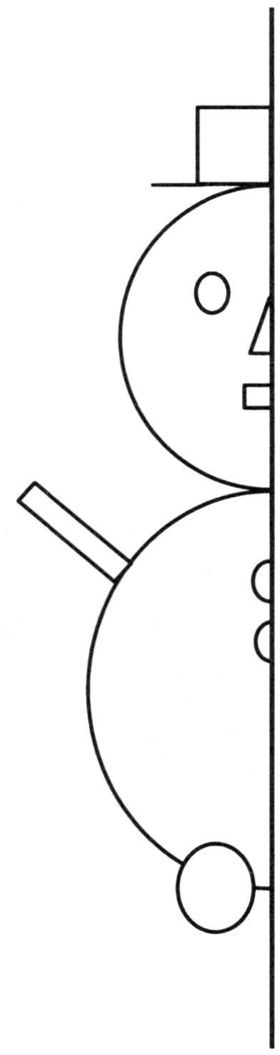

여러 가지 그림이 겹쳐져 있습니다. 어떤 그림들이 겹쳐져 있는 것일까요?

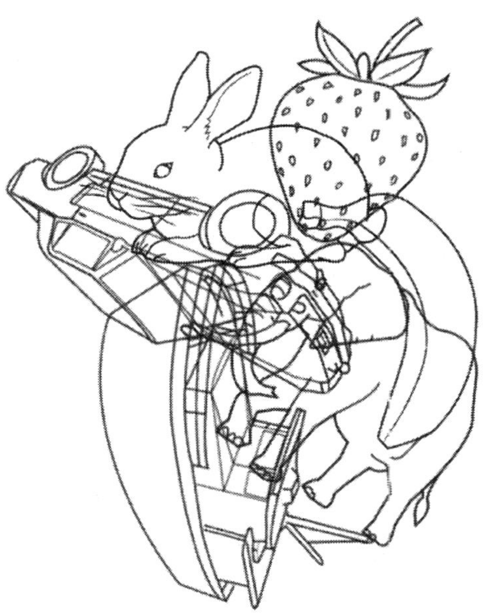

정답) 토끼, 딸기, 자동차, 배, 바나나, 코끼리

1. 시외전화를 할 때 사용하는 지역 번호입니다. 서울 : 02, 경기 : 031, 인천 : 032, 강원 : 033, 충남 : 041, 대전 : 042, 충북 : 043, 부산 : 051, 울산 : 052, 대구 : 053, 경북 : 054, 경남 : 055, 전남 : 061, 광주 : 062, 전북 : 063, 제주 : 064 입니다. 번호에 맞는 지역을 아래 칸에 적어보세요.

2. 그리고 수평방향으로 합산을 해보세요, 수직방향으로 합산해보세요.

02	031	064	032	예) 129
033	041		042	답 ⇒
043	051	052	055	답 ⇒
061	062		063	답 ⇒
예) 139	답 ⇒	답 ⇒	답 ⇒	

정답) 2. 가로축 : 116, 201, 186 세로축 : 185, 116, 192

우리말에는 일본말이 많습니다. 표 속의 글을 사용하여 적당한 단어를 만들어 보세요.

1	쓰	2	우	3	자	4	라	5	바	6	지	7	기
8	이	9	요	10	시	11	품	12	쯔	13	다	14	까
15	빠	16	끼	17	삐	18	깡	19	찌	20	스	21	와
22	성	23	입	24	만	25	리	26	사	27	오	28	도
29	대	30	쇼	31	땅	32	부	33	뗑	34	유	35	노
36	가	37	뎅	38	지	39	포	40	무	41	구	42	꽝

1. 식사 후 이에 낀 음식물을 제거할 때 사용하는 것을 말하며 ようじ에서 온 말입니다.
2. 곤약, 생선묵 따위를 여러 개 꼬챙이에 꿴 술안주로 어묵꼬치의 의미로 おでん에서 온 말입니다.
3. 흰살 생선을 여러 재료를 섞어 만든 국물에 익혀먹는 냄비요리로 ちり에서 온 말입니다.
4. 접시라는 의미로 皿, さら에서 온 말입니다.
5. 쪼개어 사용하는 나무젓가락을 의미하며 わりばし에서 온 말입니다.
6. 대야를 의미하며 たらい에서 온 말입니다.
7. 웃옷을 의미하며 上着, うわぎ에서 온 말 입니다.

정답) 1. (9, 6) / 2. (27, 37) / 3. (38, 25) / 4. (26, 4) / 5. (21, 4, 5, 10)
6. (13, 4, 8) / 7. (2, 21, 7)

OO홈쇼핑의 신참 쇼핑호스트 삼순양. 고객들은 최대한 싼 제품을 많이 사려고 하겠죠? 고객이 되어 맘껏 쇼핑을 해보세요...
(단, 만원이상 구매시 택배는 공짜! 돋보기는 그 날 가장 할인율이 큰 품목을 살 수 있게 도와주는 기능으로 이용시 3,000원의 이용료가 부가됩니다)

1. 바지, 블라우스, 구두를 2개씩 구매하였습니다. 돋보기기능을 한 번 이용하였고 택배 주문을 하였으며 5개월 할부로 계산하려 합니다. 1개월당 얼마를 지불해야 하나요?
2. 가방 1개, 간식세트 1개, 로션 1개를 사려고 합니다. 돈이 15,000원밖에 없다면 무슨 제품을 빼야 가장 가지고 있는 돈에 가까울까요?

OO홈쇼핑 찬스!			
엄마를 위한 선물!	가격 파괴		1개 사면 1개 공짜!!
나들이 모자 15,000원 →3,750원	가방 25,000원 →12,500원	운동화 20,000원 →10,000원	농구공 2,000원→1,000원
50% 왕창 세일	이월상품 대 처분		
세탁기 1대 70,000원 →35,000원	고급 블라우스 20,000원 →15,000원	반짝이 구두 만원→2,500원	주전부리 간식 모음 세트 5000원→3,750원
이윤 포기 로션 5,000원→1,250원		골라골라 최저가격	
재킷 50,000원→37,500원		바지 100,000원 →75,000원	전국택배 5,000원
			돋보기 3,000원

정답) 1. 37,600원 / 2. 간식세트

[나의 뉴스 만들기]

– 살아오면서 나에게 영향을 미쳤던 3대 사건을 신문으로 만들어 봅시다.

1.
–

2.
–

3.
–

누가 그림위에다 낙서를 해놓았네요. 낙서를 하기 전의 그림과 글은 무엇이었을까요?

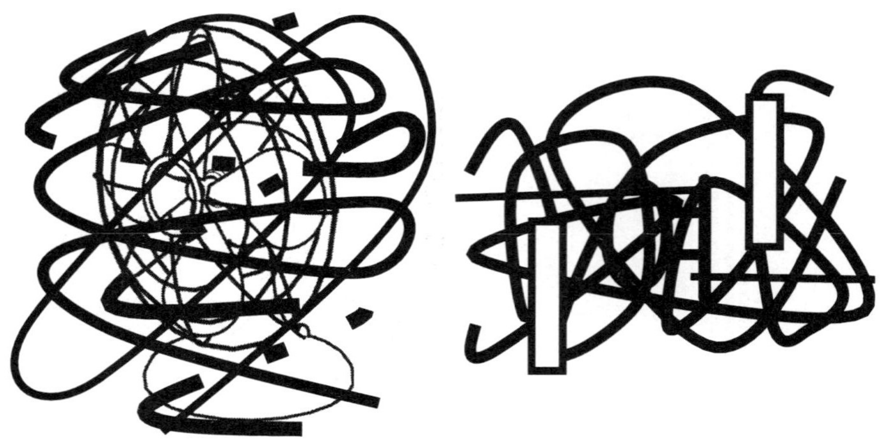

정답) 선풍기, 여름

인지훈련 프로그램

_______년 _____월 _____일

[음식 대접하기]

- 소중한 사람에게 맛있는 음식을 대접해보세요.

1. 누구를 위해 음식을 만들겠습니까? 그 이유는 무엇입니까?

2. 어떤 음식을 만들까요? 그 이유는 무엇입니까?

3. 요리에 사용할 재료와 만드는 순서를 적어보세요.

4. 그 사람을 위해 요리를 만들면서 그리고 대접하면서 어떤 느낌과 생각이 들었는지 적어보세요.

종이컵도 잘 이용하면 유용하게 사용할 수 있습니다. 는 아이디어를 채워보세요.

1. 페인트를 칠하고 바닥에 물구멍을 내면 훌륭한 (　　　)이 된다. 꽃도 심어 본다.

2. 컴퍼스 대용으로 (　　　)을 그릴 때 유용하다.

3. 사므실 바닥에 아무렇게나 버려 치우는 사람이 있나, (　　　)테스트 소품으로 사용한다.

4. 약간의 큰 겁에 뒤집어 덮음으로 컵 (　　　) 대용으로 사용한다.

5. 뒤집어 놓고 상사에게 받은 스트레스를 (　　　)로 밟아 푼다. 그리고 멀리 차버림으로서 재활용이 가능하다.

정답) 화분, 원, 인격, 뚜껑, 발

다음 그림을 보고 어떤 속담을 표현한 것인지, 또 그 속담의 뜻은 무엇인지 말해보세요.

1.

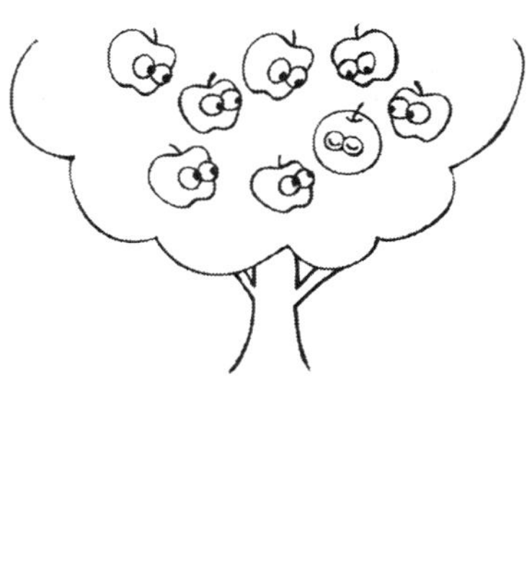

2.

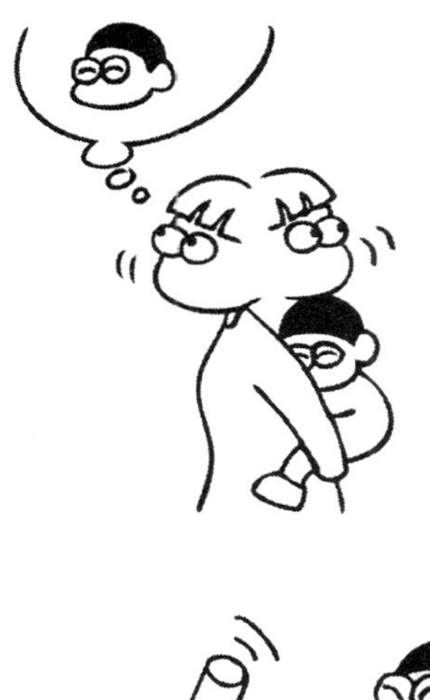

3.

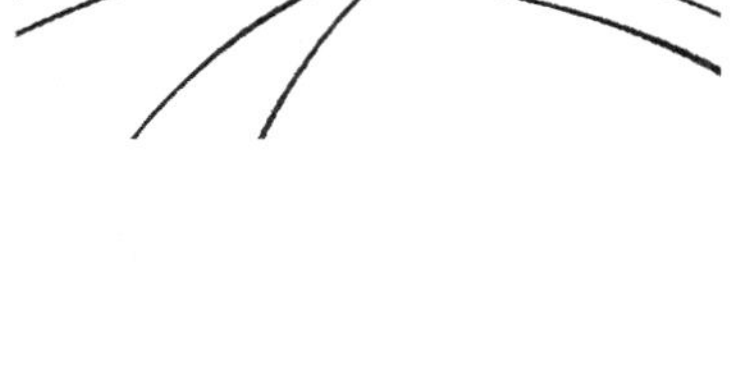

4.

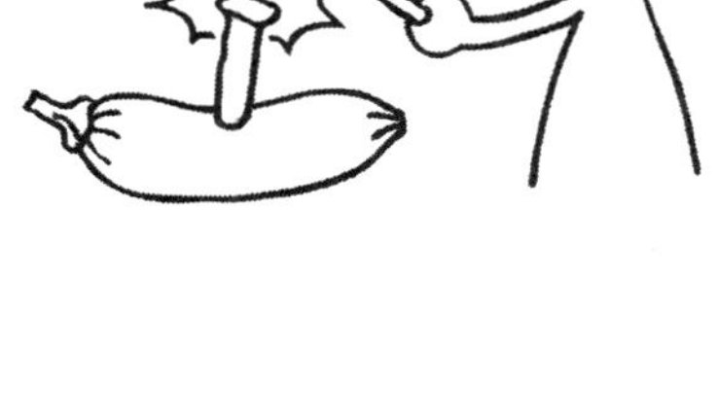

정답) 1. 사과나무에 배 / 2. 업은 아이 삼년 찾는다 / 3. 모든 길은 로마로 통한다
4. 애호박에 말뚝 박기

그림들이 겹쳐져 있습니다. 무엇이 아래에 있고 위에 있는지 주의하면서 빈 공간에 똑같이 그려보세요.

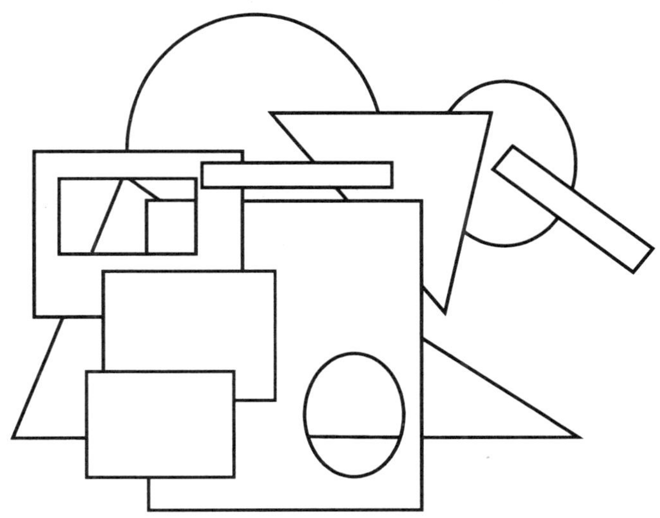

동그라미, 세모, 네모가 뒤죽박죽으로 섞어져 있어요. 같은 모양끼리 모아 재배열하면 속담이 완성됩니다. 어떤 속담인지 맞춰보세요.

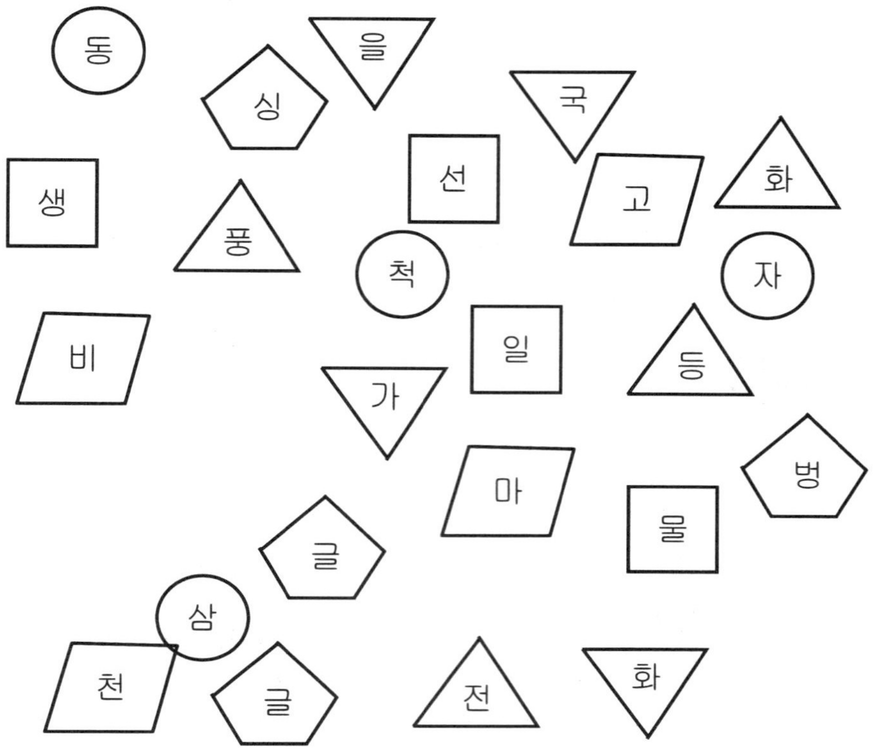

정답) 천고마비, 삼척동자, 생일선물, 풍전등화, 싱글벙글, 가을국화

[여행계획 세우기]

- 여행을 떠나기 전 계획을 세워 봅시다.
  누구와 함께 어디로 가고 싶은지, 일정과 경비를 써보세요.

1. 누구와 함께 여행을 갈까요?

2. 어디로 여행을 떠날건가요?

3. 여행지까지 어떻게 이동할 건가요?

4. 여행 일정은 어떻게 세우실건가요?

5. 여행기간동안 쓸 경비를 일정에 맞추어 예상해보세요.

세 가지 그림이 겹쳐져 있네요. 어떤 그림들이 겹쳐져 있는 것일까요?

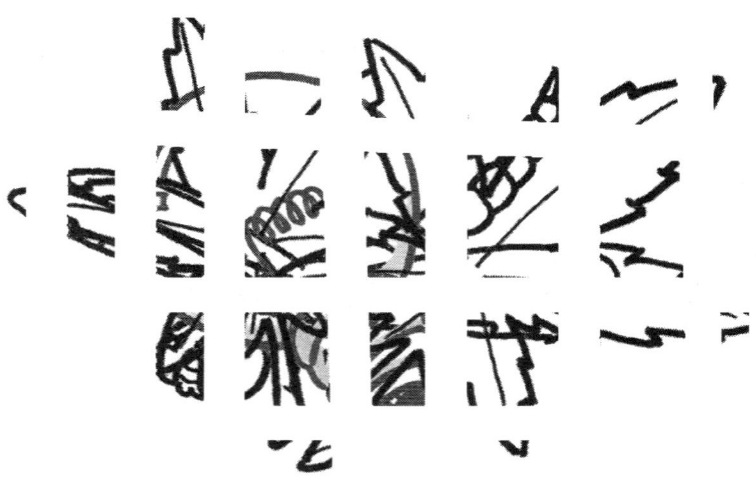

정답) 잠자리, 단풍잎, 전구

다음 글자로 속담을 맞춰보세요.
검은색이 칠해진 칸의 글자를 유추하며, 속담 전체를 적어보세요.

1.

빗	■	개	■	구

....

2.

■	된	■	에	■	뿌	■	기

....

정답) 빛 좋은 개살구 / 다 된 밥에 재 뿌리기

인지훈련 프로그램

______년 _____월 _____일

비타민은 신체의 건강을 지켜 주는 아주 중요한 물질입니다. 음식별로 알아보면 다음과 같습니다. 평소 음식을 적절히 섭취하여 건강한 삶을 유지하도록 노력해야겠습니다. 특히 비타민 C의 하루 권장양은 100mg입니다.

	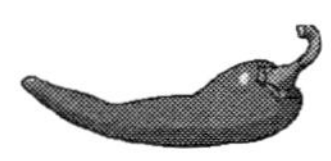	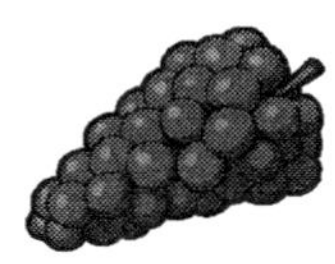
딸기 52mg/100g	고추 200mg/100g	포도 10mg/100g

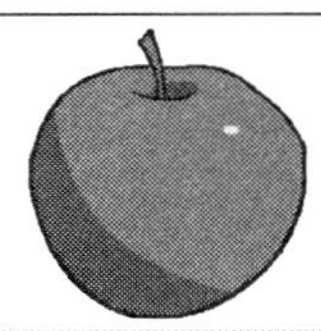	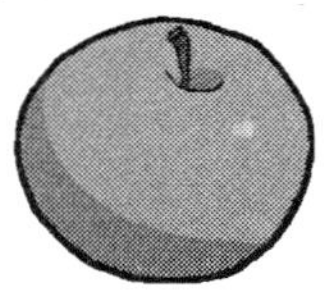	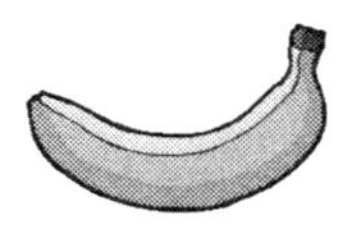
사과 6mg/100g	배 4mg/100g	바나나 9mg/100g

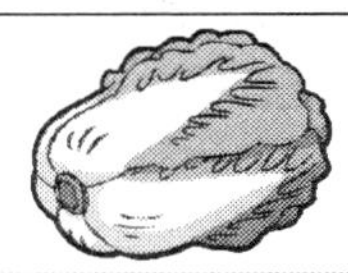	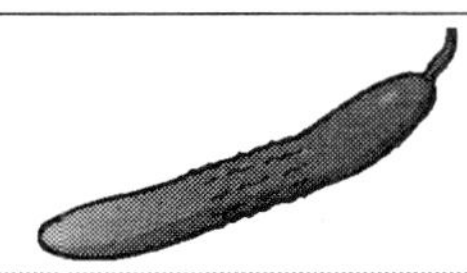
배추 28mg/100g	오이 30mg/100g

1. 딸기 100g, 배 300g, 오이 100g, 고추 100g, 바나나 200g을 섭취하면, 총 비타민 C의 함량은 얼마인가요?
2. 포도 300g, 사과 200g, 배추 400g, 고추 100g, 바나나 100g을 섭취하면, 총 비타민 C의 함량은 얼마인가요?

정답) 1. 312mg / 2. 363mg

우리말에는 일본말이 많습니다. 표 속의 글을 사용하여 적당한 단어를 만들어 보세요.

1	쓰	2	우	3	자	4	라	5	바	6	지	7	기
8	이	9	요	10	시	11	품	12	쯔	13	다	14	까
15	빠	16	끼	17	삐	18	깡	19	찌	20	스	21	와
22	성	23	입	24	만	25	리	26	사	27	오	28	도

1. 소매치기라는 의미며 すり에서 온 말입니다.
2. 등산 갈 때 접었다 폈다하는 주름물통을 지칭할 때 많이 쓰면 물건의 주름에 통칭하며 蛇腹(じゃばら)에서 온 말 입니다.
3. 어떤 것을 여러 몫으로 나누거나, 각자 나누어서 계산하는 의미로 分配(ぶんぱい)에서 온 말 입니다.
4. 번쩍번쩍 윤이 나며 반짝이는 모양을 나타내는 데, ぴかぴか 에서 온 말 입니다.
5. 반짝인다는 きら에 星(ほし)을 붙인 한자처럼 보이는 일본어 입니다.
6. 가득히 라는 의미 一杯, いっぱい에서 온 말로입니다.

정답) 1. (1, 25) / 2. (3, 5, 4) / 3. (11, 15, 8) / 4. (17, 14, 17, 14)
5. (7, 4, 22) / 6. (23, 15, 8)

성냥개비를 가지고 아래의 모양과 똑같이 만들어 보세요. 성냥 머리의 방향도 같아야 합니다.

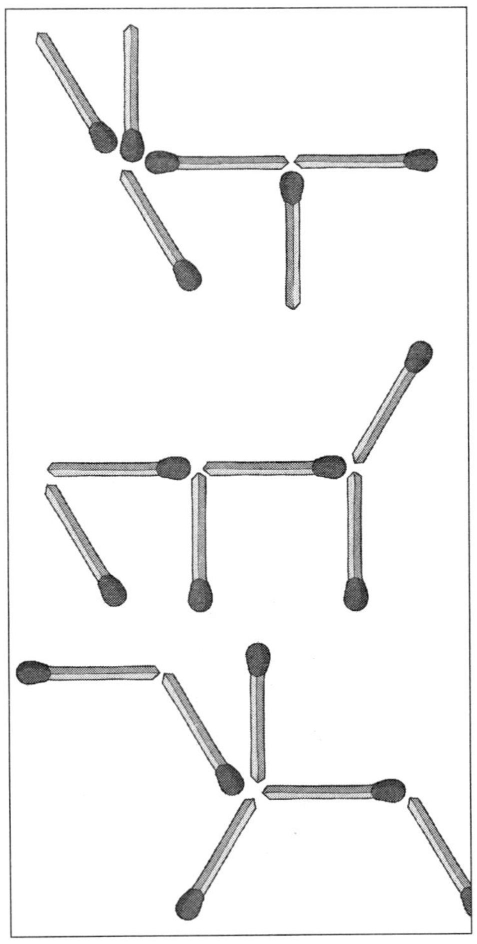

1. 일상에서 사용되는 단위를 제시하였습니다. 1년-365일, 12달, 4계절, 1주일-7일, 1세기-100년, 한 달-30일, 하루 24시간, 1 시간-60분, 1분-60초, 담배 한 보루(box의 일본말)-10갑, 생선 한 손-2마리, 한 접-채소나 과일 100개입니다. 각각의 숫자 뒤에 단위를 표시하고 아래칸에 단위를 적어 보십시오.

2. 그리고 수평방향으로 합산을 해보세요, 수직방향으로 합산해보세요.

365(　)	12(　)	4(　)		답 ⇒
100(　)	30(　)	24(　)		답 ⇒
60(　)	60(　)	10(　)		답 ⇒
2(　)	100(　)			답 ⇒
답 ⇒	답 ⇒	답 ⇒		

정답) 1. 일, 달, 계절, 년, 일, 시간, 분(초), 초(분), 갑, 손, 접
2. 가로축 : 381, 154, 130, 102 세로축 : 527, 202, 38

입체도형이 그려져 있습니다. 입체적인 느낌이 잘 표현되도록 그림과 똑같이 그려보세요.

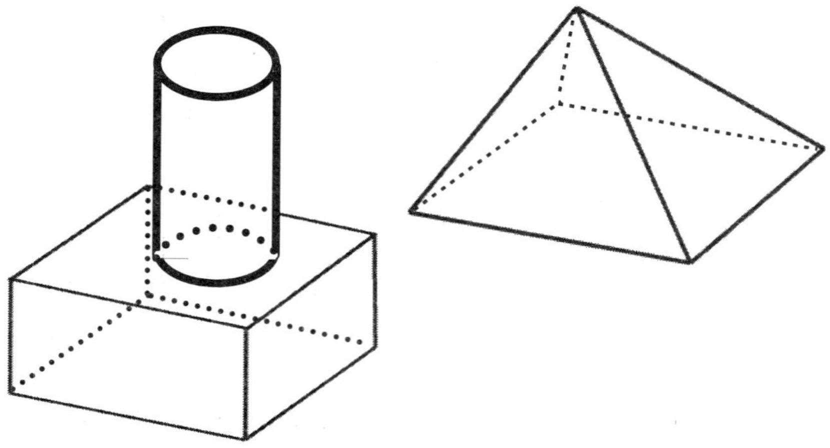

세 가지 그림이 겹쳐져 있네요. 어떤 그림들이 겹쳐져 있는 것일까요?

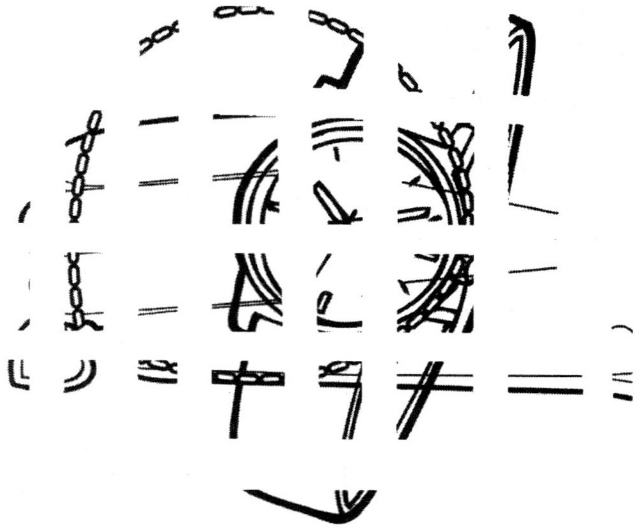

정답) 장갑, 시계, 목걸이

손등 박수 순서에 따라 박수를 치세요.
단계별로 5번 연습을 하고 순서를 외워서 박수 쳐 보세요.

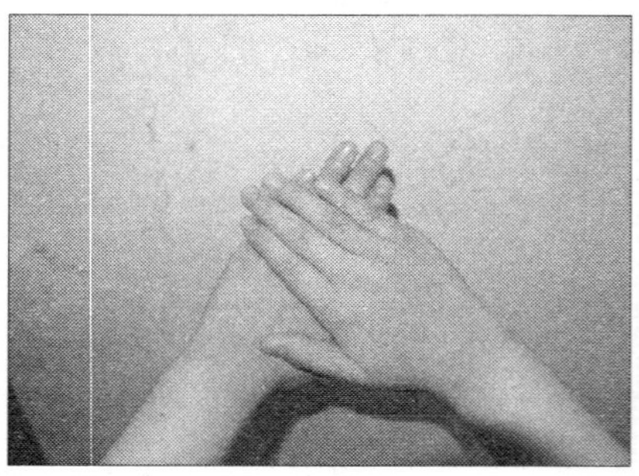

1

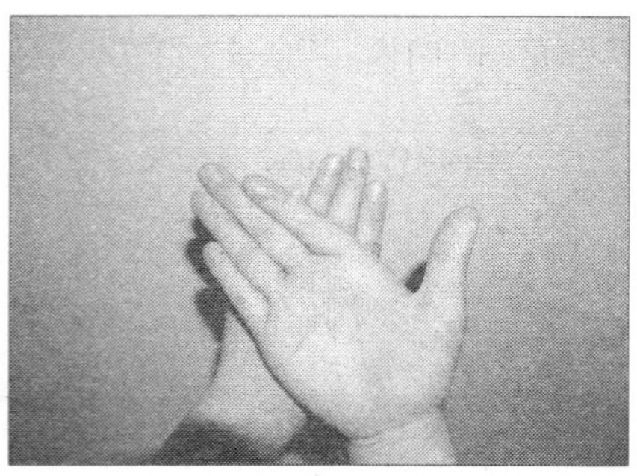

2

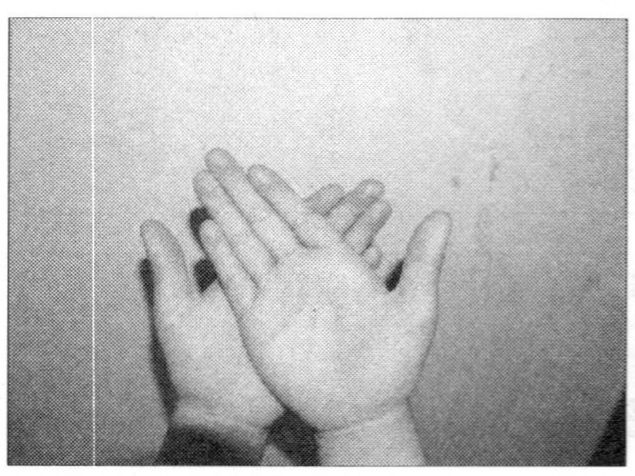

3

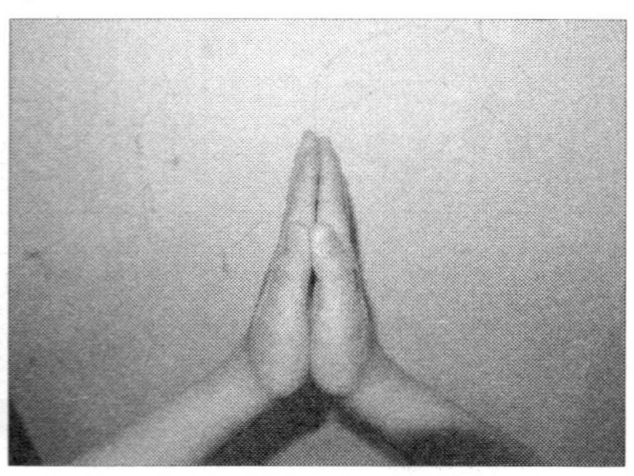

4

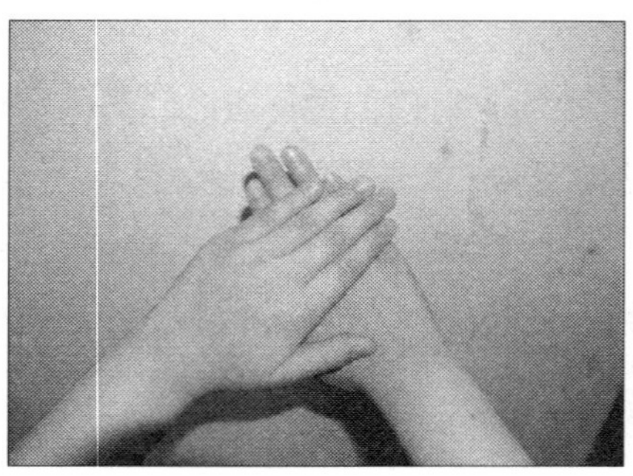

5

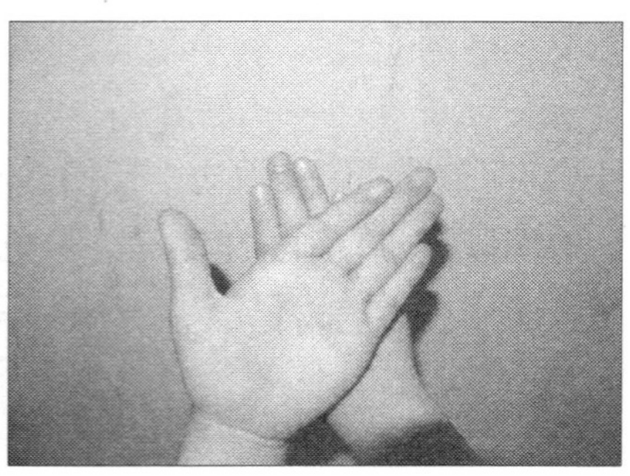

6

다음 단어로 끝말잇기를 하세요.

1. 복 숭 아 → ___ ___ → ___ ___ → ___ 수
2. 딸 기 → ___ ___ → ___ ___ ___ → ___ 빵
3. 고 구 마 → ___ ___ → ___ ___ → ___ 술
4. 국 자 → ___ ___ ___ → ___ ___ → ___ 탕
5. 냉 장 고 → ___ ___ → ___ ___ → ___ 위

정답) 1. 아침, 침착, 착수 / 2. 기억, 억새풀, 풀빵 / 3. 마찰, 찰기, 기술
4. 자신감, 감사, 사탕 / 5. 고모, 모범, 범위

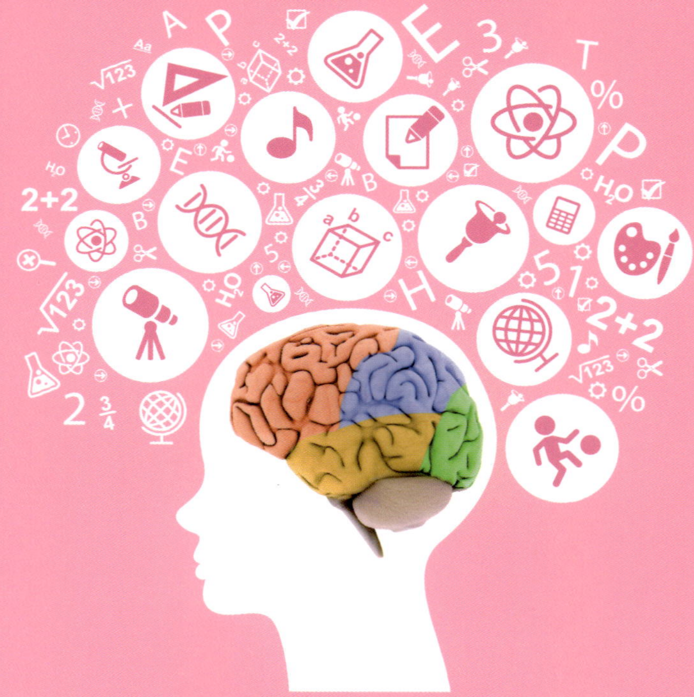

willis
Brain Health

WILLIS COGNITIVE SCIENCE CENTER
윌리스 인지과학연구소

부산광역시 남구 수영로 172번길 13(대연동) 전 화 : 051-636-7570
홈페이지 : www.brainhealth.co.kr 이메일 : willis_brain@naver.com

인지훈련 프로그램

series no. 1. ART-BRAIN(정물) series no. 2. ART-BRAIN(명화)
series no. 3. 일기장 series no. 4. 인지카드
series no. 5. 인지학습지 series no. 6. BRAIN HEALTH(전산화인지훈련)

값 10,000원

94800

9 788988 583418

ISBN 978-89-88583-41-8
ISBN 978-89-88583-36-4 (세트)